KB093001

체온 1도의
기적

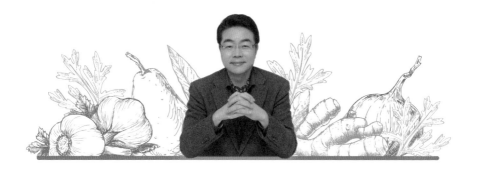

면역력과 생사를 결정하는

체온 1도의 기적

개정판

• 선재광 지음 •

다온북스
DAON BOOKS

면역력을 키우고 싶다면
몸부터 따뜻하게 하라

　　　　　주변에 보면 계절이 바뀔 때마다 감기에 걸리는 사람이 있습니다. 그런가 하면 1년 내내 아프다 소리 한 번 없이 늘 활기찬 사람도 있지요. 또 감기에 걸렸을 때도 하루이틀 앓다 마는 사람이 있는가 하면, 일주일이고 보름이고 계속 가는 사람도 있습니다.

　　이런 차이는 왜 생기는 걸까요? 바로 면역력이 다르기 때문입니다. 건강에 해로운 외부 이물질이 몸에 침입했을 때 그것을 제압하거나 회복하는 힘이 바로 면역력입니다. 면역체계는 누구나 날 때부터 갖추고 있지만 그 힘은 사람마다 다릅니다.

면역력은 체온에 좌우된다

날씨가 추워지면 감기는 물론이고 비염이나 천식, 관절 통증, 저림 등의 증세로 병원을 찾는 환자가 부쩍 늘어납니다. 그뿐만이 아니라 협심증 등의 심혈관계 질환, 고혈압, 뇌졸중, 당뇨를 앓는 환자들도 증세가 더 악화됩니다. 이는 질병과 온도가 얼마나 깊은 관계가 있는지를 간단히 보여주는 예지요. 또 어린 아이들보다는 노년층에서 면역력 저하로 인한 질병이 많은데, 이 역시 체온과 관계가 있습니다. 아이들은 보통 성인보다 체온이 1도 가량 높으며, 나이가 들수록 체온이 내려갑니다. 나이가 들수록 대사 능력이 떨어져 그 과정에서 생산되는 열이 줄어들기 때문입니다.

우리 몸의 면역체계는 정상 체온인 36.5도 이상에서 왕성하게 활동하도록 되어 있습니다. 이는 심부 체온 37도 이상을 말

합니다. 이 정도의 온도가 유지될 때 체내 화학반응이 활발하게 일어나고 신진대사도 순조롭게 진행됩니다. 체온이 올라가면 혈관도 확장되어 혈액순환이 정상화되므로 피가 맑아져 질병에 맞서는 힘이 커집니다.

그런데 현대인의 체온은 어떠한가요? 모두들 우리가 늘 배웠던 익숙한 수치, 사람의 체온은 36.5도이고, 자신의 체온도 36.5도로 철썩 같이 믿고 있을 것입니다. 하지만 잠시 시간을 내어 자신의 체온을 재보세요. 아마 깜짝 놀라게 될 것입니다. 실제로 체온을 재보면 36.5도인 사람은 거의 없습니다. 대부분이 35도대에 머물고 있습니다. 충격적이게도 근 50년간 현대인의 평균 체온은 1도 정도 낮아진 것으로 나옵니다.

다시 한번 강조하지만, 면역력을 높이기 위해서는 36.5도의 정상 체온을 유지하는 게 중요합니다. 몸이 따뜻하면 혈액순환이 잘 되어 혈액 내 노폐물이 쌓이지 않고, 혈액이 깨끗하면 필요 물질이 잘 공급되므로 각 기관이 제 기능을 발휘할 수 있어 체온도 높아집니다. 혈액과 체온, 이 둘은 실과 바늘처럼 밀접

한 관계가 있는 셈이죠.

심장혈관체계에서 일산화질소[NO]의 역할을 규명한 공로로 1998년 노벨 생리의학상을 받은 UCLA 루이스 이그나로[Louis Ignarro] 박사는 이렇게 말했습니다. "심부 온도가 0.5도 상승하면 혈관 내에 일산화질소가 작용한다. 이에 따라 모세혈관이 확장되어 혈류의 흐름이 활성화 되고, 해독 작용이 잘 되고, 혈당과 혈압과 고지혈증도 완화된다." 즉, 체온이 상승해야 일산화질소가 작용합니다.

체온을 높였을 때 혈류와 혈액에 얼마나 긍정적인 효과가 미치는가에 대한 설명입니다. 그는 《심혈관질환, 이젠 NO》라는 책에서 혈액순환의 중요성을 깊이 있게 풀어놓았습니다. 면역과 체온, 그리고 혈액의 이러한 상관관계를 알고 있다면 가장 필요한 일이 무엇인지는 저절로 알게 됩니다. 바로 몸을 따뜻하게 하는 것이죠.

건강 비결은 멀리 있지 않습니다. 각종 질병에 강한 몸, 면역력이 탄탄한 몸을 만드는 체온 1도의 기적은 누구에게나 가능합니다. 이 책은 《체온1도》라는 제목으로 2015년에 발간되었습니다. 책이 나온 이후 많은 분들이 이 책을 읽고 건강에 큰 도움을 받았다는 말씀을 많이 하셨습니다. 체온에 관한 책을 쓴 것에 보람을 느꼈습니다. 책 출간 이후 저는 체온에 관한 많은 방송과 강의, 신문 연재 등의 활동을 활발히 해왔습니다. 그러다 보니 최신 자료를 추가할 필요성이 느껴져 이번에 새로운 내용을 보강하여 개정판을 출간하게 되었습니다. 많은 분들이 체온의 중요성을 알고 체온 관리를 통하여 건강을 회복하고 질병을 치료하는 데 도움을 받길 바랍니다.

2020년 12월

선재광

차례

체온이 떨어지면 면역력도 떨어진다

2장

냉증질환을 가볍게 여기지 마라

3장

열이 나면 피가 맑아진다

'체온 1도의 기적', 열로 몸을 살린 사람들

5장

저체온을 부르는 환경을 바꿔라

6장

냉증 잡고 면역력 높이는 청혈습관

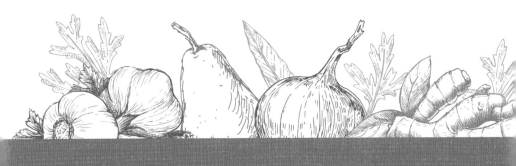

1장

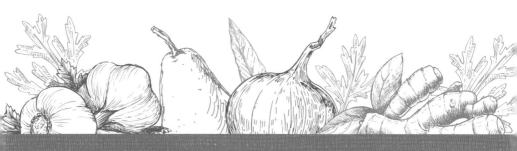

체온이 떨어지면
면역력도 떨어진다

체온 1도가 떨어지면
면역력 30%가 낮아진다

의학계에서 최근 놀라운 사실이 밝혀졌다. 체온이 1도 낮아지면 인체 면역력이 30% 떨어지고, 체온이 1도 올라가면 면역력이 무려 500%나 높아진다는 점이다. 더불어 현대인의 90% 이상이 정상 체온에 미치지 못하는 저체온 상태라는 점도 속속 드러났다.

바로 이 두 가지를 통해 우리는 그간 해명할 수 없었던 많은 사실을 알게 되었다. 병명을 알 수 없는 통증 환자들이 이토록 많은 이유, 그리고 아무리 약을 먹어도 소용이 없었던 이유가 바로 저체온 때문이었다는 점이다. 체온이 떨어지면 면역력이 떨어져 각종 질병이 발생하며, 암 또한 예외가 아니다. 그렇다면 이러한 질병들로부터 벗어날 해법도 이 안에서 찾을 수 있지 않을까?

: 최근 50년 동안 벌어진
체온 변화

사람들은 체온에 대해 크게 신경 쓰지 않고 살아간다. 1년이 365일이라는 것만큼이나 자신의 체온이 36.5도라는 사실을 당연히 여기기 때문이다. 하지만 체온 36.5도는 이제 건강한 소수의 사람에게만 해당하는 말이 되었다. 실제 사람들의 체온을 재보면 대부분이 정상에서 1도 정도 낮아져 있으며 35도 초반대도 무척 많다. 심하게는 2~3도나 낮은 상태로 살아가는 사람도 있다. 오늘날 딱히 병명을 붙이지 못하는 질병과 통증이 그토록 많은 이유가 바로 여기에 있다.

손발이 항상 시리고 아랫배가 차가워서 고생하는 여성을 참 많이 볼 수 있는데 이는 대표적인 저체온의 증상이다. 손발은 표면적이 넓기 때문에 열이 쉽게 발산되어 빨리 차가워진다. 그냥 단순한 수족냉증이라고 방치하면 혈액순환 장애로 인해 신진대사 능력이 떨어지고, 이것이 지속되면 암이 생기게 된다. 체온이 1도 떨어지면 대사능력은 12% 가량이, 면역력은 30% 가량이 저하된다는 연구 결과가 있다. 실제로 정상 체온보다 1도 이상 떨어진 몸속에서는 암이 가장 왕성하게 증식하는 것으로 밝혀졌다.

인간의 몸은 원시 시대부터 36.5도 이상에서 정상적으로 작동하도록 되어 있었다. 체온이 이보다 낮아지면 면역체계가 제대로 활동하지 못한다. 이는 외부에서 들어오는 병균이나 바이러스를 제때 물리치지 못한다는 뜻이며, 이 때문에 병에 걸리는 것이다.

머나먼 원시 시대에 인간의 체온은 37도 정도였을 것으로 추정된다. 인간은 그로부터 진화를 계속해왔는데, 체온만큼은 36.5도로 수백만 년간 겨우 0.5도의 변화밖에 일어나지 않았다. 그런데 최근 50년 사이에 급격한 변화가 나타났다. 체온이 1도 이상 떨어진 것이다.

50년 전까지만 해도 성인의 평균 체온은 36.5~36.8도였고 아이들은 37도 전후였다. 그러나 오늘날 현대인의 90%가 이보다 1도 이상 체온이 낮다. 특히 아이들의 체온은 35도 초반대로 떨어졌다. 성장기 아이들의 면역력 저하가 심각하게 우려되는 상황이다. 현대인에게 원인을 알 수 없는 질병이 많아진 것은 이처럼 체온의 갑작스러운 변화와 함께 일어난 일이다.

: 저체온이 되면
어떤 일이 일어날까?

따뜻한 곳에 있다가 갑자기 추운 곳으로 갔을 때 보통 어떻게 할까? 옷깃을 여미고 몸을 잔뜩 웅크리게 된다. 팔다리를 활기차게 움직이기보다는 팔짱을 낀 채 종종걸음을 치게 된다. 바깥 기온에 노출되는 면적을 최대한 줄여서 열을 빼앗기지 않으려는 본능적인 반응이다. 몸의 온도가 낮아지면 우리 인체도 이와 똑같이 한다. 체열을 덜 빼앗기도록 혈관을 수축시키는 것이다. 혈관에 흐르는 피가 많을수록 외부 온도 때문에 열을 더 빼앗기기 때문이다.

혈관이 수축되면 혈류의 속도가 떨어지기 마련이다. 4차선을 달리고 있었는데 갑자기 도로가 2차선으로 좁아진 경우를 생각해보면 된다. 이처럼 속도가 떨어지면 혈액이 우리 몸을 돌며 하는 일에 지장을 받게 된다. 우리 몸의 혈관은 무려 10만 km나 되는 초정밀 네트워크를 이루고 있다. 심장에서 나온 혈액은 이 혈관을 통해 1분 만에 온몸을 한 바퀴 돌고 다시 심장으로 돌아온다. 심장에서 나올 때의 동맥혈에는 영양분과 산소가 담겨 있고, 심장으로 돌아오는 정맥혈에는 우리 몸의 대사작용에서 나온 찌꺼기와 독소들이 담겨 있다. 그런데 혈류가 느려지면 이런 운반과 수거 작업이 제대로 일어나지 못해 몸이 삐걱거리게 된다. 각 장기가 영양분과 산소를 충분히 공급 받지 못해 기능이 떨어지고, 노폐물과 독소가 제때 처리되지 못해 곳곳에 쌓인다. 즉, 혈액이 탁해지는 것이다.

혈액이 오염되면 가장 먼저 나타나는 증상이 계속되는 피로감이다. 머리가 늘 묵직하고 종일 개운함을 느낄 수가 없다. 그러다가 점차 얼굴에 기미나 다크서클이 생기고, 전신에 아토피나 알레르기 증상이 나타난다. 또 혈액이 탁해져 제대로 흘러가지 못하고 정체되면서 노폐물이 쌓이는데, 시간이 지날수록 이 노폐물들이 독소를 뿜어낸다. 그러면 해당 장부나 관절 부위에 염증이 생기고, 이는 저린 증세나 통증을 발생시킨다.

그러고도 오염 상태가 개선되지 않으면 심각한 병이 생겨난

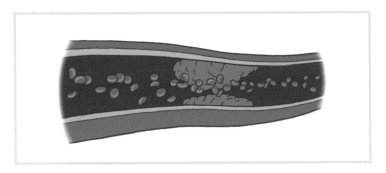

▲ 힘차게 흐르지 못한 혈액은 곳곳에 노폐물이 쌓이게 한다.

다. 혈관의 압력이 지속적으로 높아져 고혈압이 되고, 혈액 내당 함량이 지나쳐 당뇨가 되며, 혈액 내 지방이 많아져 고지혈증이 된다. 또한 노폐물들이 점차 혈관벽에 달라붙어 혈관이 더욱 좁아지면서 더욱 치명적인 질병을 불러온다. 혈관이 딱딱하게 굳는 동맥경화로 발전하거나 혈관이 막힘으로써 심근경색또는 뇌경색이 오며, 약한 부위가 터져 출혈이 되기도 한다. 암역시 혈액 오염으로 나타나는 대표적인 질병이다. 암 환자들의혈액을 보면 건강한 사람에 비해 탁하고 끈적끈적한 것을 확인할 수 있다.

체온 1도의 기적

: 몸만 따뜻해도
병원 갈 일이 없다

　이처럼 체온이 낮다는 것은 단순히 손발이 차다거나 소화가 잘 안 된다는 수준에서 끝나는 문제가 아니다. 현대인의 질병으로 인한 사망의 원인을 찾아보면 십중팔구 체온의 문제를 만나게 된다.

　필자는 그동안 고혈압을 연구하며 청혈淸血과 체온 상승으로 혈액순환이 잘 되면 약 없이도 병을 고칠 수 있다는 것을 알게 되었다. 심장이 건강한 혈액을 힘차게 내보내고, 그 혈액이 몸속 구석구석까지 영양을 전달하고 찌꺼기들을 잘 배출해낼 때 생명 유지 활동이 활발히 이뤄진다. 필자가 피가 깨끗하고 순환이 잘 될수록 건강하게 살 수 있다고 거듭 강조하는 이유다. 혈액순환이 잘 되면 그만큼 면역력이 좋기 때문에 외부에서 이물질이 침입하더라도 몸이 스스로 잘 이겨낸다. 반대로, 혈액순환이 잘 되지 않으면 온갖 질병이 생긴다. 그렇기 때문에 현대인의 낮아진 '체온 1도'를 각종 면역 질환, 고혈압, 당뇨, 암세포가 생기는 이유이자 면역력을 떨어뜨리는 주범으로 주목해야 한다.

　만병의 근원으로 볼 수 있는 저체온. 체온 1도가 낮아졌을 뿐인데 현대인은 고혈압, 당뇨, 암까지 무시무시한 질병의 위험에 직면하게 되었다. 그렇다면 단지 체온 1도만 높이면 이런 질병을 극복하고 피해 갈 수 있지 않을까? 그 해법을 찾기 위해서는 먼저 체온이 무엇이고 왜 중요한지부터 알아야 한다.

현대인의 90%는
저체온이다

"당신의 체온이 몇 도인지 아십니까?"

갑자기 이런 질문을 받는다면 사람들은 어떤 반응을 보일까? 아마도 대부분이 얼른 대답을 하지 않고 별 이상한 걸 묻는다는 표정으로 질문자를 바라볼 것이다. 너무나 당연한 걸 왜 묻느냐는 표정으로.

인간의 체온이 36.5도라는 사실은 동서고금을 막론하고 상식으로 통한다. 그래서 대다수 사람은 거기에 별 의심을 품지 않는다. 그런데 체온 36.5도라는 것이 그렇게 가벼이 여겨도 되는, 누구나 당연히 그 온도를 유지하게 되어 있는 수치일까? 절대 그렇지 않다. 우리는 체온에 숨겨진 많은 의미와 그 절대적 중요성을 알아야 한다.

: 몸속 체온에
주목해야 하는 이유

체온은 피의 온도다. 좀 더 친절하게 이야기하자면, 우리 몸을 돌고 도는 피가 각 부위에서 자신의 현재 상태를 보여주는 수치다. 그래서 체온계로 재보면 부위마다 약간씩 차이가 나는 것이다. 먼저 가장 자주 쓰이는 체온은 귀와 혀 밑, 겨드랑이에서 잰 온도다. 귀는 36.8도, 혀 밑은 36.7도, 겨드랑이는 36.5도 정도가 된다. 아기들이나 일부 환자의 경우는 직장(항문)을 통해 체온을 재는데 이곳은 37.1도 정도로, 다른 부위들보다 몸속(심부)과 가까워 온도도 약간 더 높다. 각 부위가 이러한 수치를 나타낼 때 정상 체온이라고 하며, 심장에서 가장 가까운 곳에서 잰 겨드랑이 체온 36.5도를 흔히 인간의 체온이라고 이야기한다.

그런데 중요한 것은 이처럼 외부에 드러나는 체온이 아니라 심부 체온이다. 외부 체온이 정상적일 때 심부 체온은 37.2도다. 외부 체온은 우리가 어떤 환경에 있게 되느냐에 따라 조금씩 변화가 생길 수 있지만, 심부 체온은 항상 일정하다. 왜냐하면 그렇게 되도록 우리 몸이 조절을 하기 때문이다. 이를 항상성이라고 한다.

우리 몸에는 뇌 시상하부에 체온조절중추라는 기관이 있다. 이곳에는 우리 몸이 항상 어떤 온도를 유지해야 하는가 하는 기준이 입력되어 있다. 건강한 사람일 경우 그 온도가 37.2도이며, 이때 인체는 최적의 상태를 유지한다. 최적의 상태를 유지한다는 것은 곧, 모든 장기가 활발히 움직이며 면역체계가 제대로 작동해 방어 능력을 잘 발휘한다는 뜻이다.

그러면 이 온도는 어떻게 측정되고 어떻게 조절되는 걸까? 바로 혈액의 흐름을 통해서다. 혈액은 심장에서 뿜어져 나와 온몸으로 가는 과정에 시상하부를 거친다. 이때 체온조절중추가 이 혈액의 온도를 측정해 원래 입력되어 있는 기준 온도와 비교한다.

그 온도가 기준 온도보다 낮으면 혈관을 수축시켜 순환되는 혈액의 양을 줄인다. 열을 아끼기 위해서다. 혈액은 피부 가까운 쪽을 거치는 동안 식혀지기 때문에 순환하는 혈액의 양을 줄임으로써 체온이 널 손실되게 하는 것이다. 그렇게 해도 온도가 맞춰지지 않으면, 즉 체온이 기준 온도보다 낮으면 몸을 떨리게 해 근육에서 열을 발생시킨다. 예를 들어 추운 날 소변을 보고 났을 때 몸이 떨리는 것도 이 때문이다. 소변이 배출된다는 것은 그만큼의 열이 빠져나간다는 얘기이므로, 순간적으로 근육을 떨어 열을 즉시 발생시키는 것이다. 갑자기 냉기를 접했을 때 소름이 돋는 것도 같은 이치다. 피부에는 입모근이라고 하는 아주 작은 근육이 있는데, 이 근육이 수축하기 때문에 피부가 오돌토돌해진다. 이때도 근육이 수축하면서 적은 양이지만 열이 발생한다.

반면 시상하부로 들어오는 혈액의 온도가 기준 온도보다 높을 경우에는 말초혈관을 확장시켜 혈액을 많이 공급한다. 혈액이 피부 가까이를 돌면서 더 많이 식혀지게 하기 위해서다. 그래도 체온이 기준 온도보다 높을 때는 땀이 나게 해 열을 밖으로 내보낸다. 땀이 표피에서 증발할 때 열을 빼앗아가므로 체온 조절 효과가 있다.

: 체온이 무너지면
인체 시스템이 흔들린다

   사람은 항온 동물이다. 외부 온도에 따라 체온이 변하는 변온 동물과 달리 외부 온도가 바뀌더라도 체온이 일정하게 유지되어야 한다는 의미다. 여기서 말하는 체온은 몸속 체온, 즉 심부 체온을 가리킨다. 팔다리나 얼굴 등 표피의 온도는 달라질지라도 여러 장기가 활동하는 몸 안의 온도는 일정해야 한다는 의미다. 체내에서는 수많은 물리적·화학적 반응이 끊임없이 일어나는데, 이러한 반응들이 특정 온도 범위에 있을 때 원활하게 이루어지기 때문이다. 인체는 그 반응들의 조화를 통해 생명력을 유지해가는 몹시 정교한 시스템이다. 만약 체온이 항온 동물로서 유지해야 하는 범위를 넘어 너무 높거나 낮아지면 그 시스템이 제대로 작동되지 않아 세포가 손상되거나 신진대사에 문제가 발생한다.

   파충류 같은 변온 동물은 체온조절중추가 발달하지 못하여 스스로 열을 생산하거나 조절하지 못하고 외부 온도에 의존해 살아간다. 그래서 음식을 먹고 나면 소화에 필요한 열을 얻기 위해 햇볕을 쬐거나 따뜻한 땅바닥에 몸을 붙이고 있는 것이다.

이에 비해 우리 몸은 각 기관에서 열을 지속적으로 생산함과 함께 지나친 열은 혈액순환 과정에서 식혀지게 해 조절한다.

: 몸은 열을 생산하는 발전소다

우리 몸의 각 장기와 근육, 피부는 끊임없이 열을 생산하는 일종의 발전소라 할 수 있다. 각각이 열을 생산하는 비중을 구체적으로 보면 근육 22%, 간 20%, 뇌 18%, 심장 11%, 신장 7%, 피부 5%, 그리고 기타 17% 정도다.

그런데 이처럼 몸이 만들어내는 열이 필요한 양보다 적거나, 몸 밖으로 내보내는 열이 지나치게 많을 경우 체온은 정상보다 낮은 상태에 있게 된다. 예컨대 근육량이 적으면 열 생산량이 적어 저체온이 될 것이다. 그리고 더러는 체온조절중추에 입력된 기준 온도가 낮아 열을 과도하게 배출하는 몸도 있다. 자신은 땀을 많이 흘리고 열이 넘치니 체온이 높을 거라고 말하는 사람들이 있는데, 이들도 체온을 재보면 저체온인 경우가 많다. 이런 사람들이 기준 온도가 낮게 책정된 경우다. 그러니까

체온 1도의 기적

그 사람의 뇌는 정상 체온이 36.5도가 아니라 35.5도나 35도쯤으로 여기고 있는 셈이다. 기준 온도가 낮기 때문에 체온조절중추가 그 온도에 맞추려고 자꾸만 열을 내보내려 하는 것이다.

열 생산량이 적어서이든 배출량이 지나쳐서이든, 몸의 온도가 정상보다 낮으면 면역 기능 저하가 수반될 수밖에 없다. 그리고 나아가서는 면역 기능 저하가 저체온 상태를 더 심화시키기도 한다. 체온이 낮아 혈액순환에 장애가 생김으로써 면역력이 떨어졌는데, 면역력이 떨어짐으로써 혈액이 더 탁해져 순환에 더 문제가 발생하고, 이는 다시 곳곳에 혈액이 도달하지 못해 몸을 더 차갑게 한다. 몸이 차가워진다는 것은 생명력이 떨어진다는 말이기도 하다. 평소 체온이 36도 미만의 저체온인 사람은 지금은 건강하더라도 나중에 컨디션이 안 좋아지거나 병에 걸릴 위험성이 높다는 것이다.

혼란에 빠진 뇌가
가짜 열에 속는다

덥다고 해서 내 몸의 체온을 내 의지대로 올리거나 춥다고 해서 내릴 수 있을까? 만약 그게 가능하다면 더위나 추위를 쉽게 이겨낼 것이다. 하지만 아쉽게도, 우리 몸의 체온은 우리 마음 또는 의지와 관계없이 조절된다. 좀 더 따뜻했으면 또는 좀 더 시원했으면 하고 우리가 바라거나 말거나, 순전히 몸에 장착된 시스템에 의해서만 작동된다. 그 시스템을 관장하는 기관이 바로 앞서 얘기한 뇌 시상하부의 체온조절중추다. 우리 몸이 알아서 해야 하는 일들은 체온을 조절하는 것 말고도 수없이 많다. 그 일들을 총괄하는 기관이 바로 자율신경계다.

: 내 몸이 저절로
알아서 하는 일들

심장과 위장, 땀샘, 생식기, 동공 등에는 공통점이 하나 있다. 바로 자율신경계에 의해 작용이 조절된다는 점이다. 자율신경이란 말 그대로 대뇌의 명령을 받지 않고 자율적으로 움직이는 신경이라는 의미다.

인체가 생명을 유지하려면 심장도 뛰어야 하고, 소화도 시켜야 하고, 적절히 땀과 대소변도 배출해야 한다. 그런데 그 일을 대뇌에서 모두 지시해야 한다면 어떻게 될까? 아마 몇 초도 못 가서 모든 기능이 마비되어버릴 것이다. 그것 외에도 대뇌는 할 일이 산더미다. 공부도 해야 하고, 일도 해야 하고, 운동도 해야 하며, 친구와 수다를 떨거나 부모님께 안부 전화도 해야 한다. 현재 지구상에 존재하는 어떤 컴퓨터로도 그 많은 일을 일일이 판단하고 지시 내릴 수 없다. 아니, 자율신경계 자체가 현존하는 최고 성능의 슈퍼 컴퓨터라 할 수 있다. 각 기관은 특정 조건이 주어졌을 때 그에 해당하는 반응을 거의 반사적으로 내놓는다.

더욱이, 대뇌가 그것을 통제하고자 해도 할 수가 없다. 우리 몸의 자율 신경계는 수백만 년에 걸쳐 진화해오면서 매우 정교한 독자적 메커니즘을 갖추었기에 이를 의식적으로 통제한다는 것은 불가능한 일이다.

: 시소처럼 움직이는
자율신경계

자율신경계는 교감신경과 부교감신경으로 이뤄져 있는데, 이 둘은 하나가 촉진되면 다른 하나는 억제되는 길항작용을 함으로써 신체의 항상성을 유지한다. 교감신경계가 하는 일은 주로 우리 몸이 에너지를 소비하는 활동과 관련되어 있으며, 부교감신경계는 음식물을 소화하고 휴식하는 등 에너지를 얻는 활동과 관련이 있다. 자율신경계의 이러한 기능은 원시 시대부터 인간이 생존하는 데 반드시 필요했다.

체온 1도의 기적

예를 들어 갑자기 맹수를 만났을 때를 생각해보자. 이때 뇌가 상황을 파악하고 분석하고 판단하여 명령을 내려야 한다면, 이미 상황은 끝나 있을 것이다. 그 모든 과정을 생략하고 자율신경계가 잽싸게 나서서 처리한다.

위협이 나타나자마자 교감신경이 긴장하여 맥박과 혈압, 혈당을 일시에 올림으로써 맞서 싸우거나 도망치는 데만 집중하도록 한다. 교감신경의 긴장으로 혈관이 수축하여 체온도 떨어진다. 이처럼 고혈당이나 고혈압, 저체온은 우리 몸이 살아남기 위해 반드시 필요한 조치였다. 그리고 위기에서 벗어났을 때는 부교감신경이 나서서 몸이 긴장을 풀고 느긋해지도록 하며, 체온도 정상으로 되돌린다.

그런데 긴장 상태가 금세 해소되지 않고 지속된다면 어떤 일이 일어날까? 위협을 느낀다거나 걱정거리가 있다거나 해서 맥박과 혈압, 혈당이 계속 높은 상태에 있고 체온이 계속 낮은 상태에 있다면? 이때는 자율신경이 편향되어 조절 기능을 제대로 해낼 수 없게 된다.

: 혼란에 빠진
자율신경계

　현대의 수많은 스트레스 상황이 바로 이런 결과를 가져온다. 현대인은 치열한 경쟁 속에서 살아가기 때문에 몸이 이완되는 시간은 적고 늘 긴장해 있다. 아마도 잠을 자는 시간 빼고 대부분 시간을 긴장 상태에 있다고 봐야 할 것이다. 실적 경쟁, 스펙 경쟁, 외모 경쟁 등 모든 일에 경쟁이라는 단어가 붙어 있는 사회에서 살아간다. 심지어 아이들조차 아주 어릴 때부터 성적 경쟁이라는 전쟁을 치른다.

　그러므로 당연히 교감신경이 늘 항진되어 있고, 부교감신경은 억제되어 있다. 이제 길을 가다 사자나 호랑이를 만날 일은 없어졌음에도 우리 뇌는 원시 시대와 똑같이 반응한다. 현대 사회의 스트레스를 원시 시대의 사자만큼이나 위협적인 적으로 간주하는 것이다.

　자율신경에 이상이 생겨 조절 기능을 제대로 해낼 수 없는 증세를 자율신경실조증이라 한다. 몸 이곳저곳이 쑤시고, 열이 올랐다 내렸다 하고, 잠도 잘 못 자고, 피부도 가렵고, 가슴도 답답해진다. 자율신경계가 체내 제반 기관을 관장하기 때문에 이상이 발생하는 곳도 각양각색으로 나타난다.

지속적인 스트레스와 긴장, 그로 인한 저체온이 자율신경의 혼란을 가져온다면, 이 문제를 해소하기 위해서는 그러한 원인들을 개선해주는 조치가 시급하다.

| 자율신경계가 우리 몸에서 하는 일

	교감신경	부교감신경
동공	확대	축소
침샘 분비	억제	촉진
기관지	확장	수축
심장 박동	증가	억제
소화샘 분비	억제	자극
연동운동	억제	촉진
배뇨	억제	촉진
생식기	사정 촉진	발기 촉진
말초혈관	축소	확장
체온	저하	상승

아침마다
몸이 찌뿌둥한 이유가 있다

체온은 생명의 시작이자 끝이다. 생명이 있는 모든 것은 열이 있으며, 몸이 싸늘하게 식었다는 것은 생명이 사라졌다는 것, 즉 죽음을 뜻한다. 그러므로 체온이 낮아지면 생명력이 그만큼 약해졌다는 의미가 된다. 생명력이 약해지면 손발과 아랫배가 차가워지고, 결국 건강에 이상이 생겨 죽음에 이르게 된다. 사람은 어떤 경우에도 체온 36.5도를 유지해야 하는데, 체온이 이보다 낮아지는 것은 생명력이 떨어지고 있다는 증거다.

나아가 체온 1도가 생과 사를 가르기도 한다. 등산객의 조난 사고나 선박의 난파사고에서 사망자가 발생했을 때 사인을 보면 저체온인 경우가 대부분이다. 높은 산의 차고 습한 바람은 체온을 빠르게 앗아가며, 심지어 물속에서는 땅에서보다 10배 이상 급속도로 열이 빠져나간다. 이러한 조난 상태에서는 체온 1도를 지키느냐 못 지키느냐가 사느냐 죽느냐를 결정한다.

체온이 조금 올라가는 건 오히려 건강에 좋다. 하지만 체온이 낮아지는 것은 건강에 무조건 나쁜 영향을 준다. 정상 체온보다 0.5도만 낮아져도 저체온증이라 하며, 수족냉증이나 어깨 결림부터 현대인이 가장 두려워하는 암, 고혈압, 당뇨까지 수많은 질병을 부른다. 그래서 체온은 건강을 나타내는 하나의 지표가 된다.

: 하루 중
가장 체온이 낮은 때는?

건강한 사람의 체온은 36.5도를 유지하거나 그보다 약간 높으며, 냉증이나 암 같은 질병을 앓는 사람들은 그보다 현저히 낮다. 그러면 한 사람의 체온은 항상 같을까? 그렇지 않다. 하루 중에도 0.5~0.7도의 체온 변화가 나타난다.

체온이 가장 급격히 떨어지는 때는 오전 3시부터 5시까지다. 체온조절 능력이 저하된 환자나 노령 인구의 사망률이 특히 이 시간대에 많은 것도 이 때문이다. 천식이나 뇌경색, 이형협심증(관상동맥에 경련이 일어나 수축하는 증상) 등의 발작도 이 시간대에 가장 빈번하게 일어난다. 하루 중 체온이 가장 높은 시간대는 오후 4시에서 7시 사이로, 우리 몸은 이때 가장 왕성한 활동력을 보인다.

우리는 1도 이내의 체온 변화로도 몸 상태가 확연히 다른 것을 매일 느낄 수 있다. **아침에 일어났을 때 몸이 찌뿌드드하고 움직임이 둔한 것은 체온이 아직 회복되지 않아 체내 대사가 느려져 있기 때문이다.** 그러니 현대인 대부분이 지속적인 저체온 상태에 있다는 것은, 이처럼 찌뿌드드한 상태로 매일 살아간다는 뜻이기도 하다.

그렇다면 정상 체온 36.5도를 기준으로, 체온이 내려갈 때마다 어떤 일이 생길까?

0.5도가 내려가 36도가 되면 몸이 떨리는 증세가 나타난다. 체온을 회복하기 위해 뇌가 근육에 수축 명령을 내리기 때문이

　　　　　　　　　　　　　　　　　　체온 1도의 기적

다. 이 온도만 되어도 의학적으로는 저체온증이라고 부르는데, 현대인 대부분이 이 상태에 있다. 그런데도 늘 추위를 느끼거나 몸이 떨리지 않는 것은 그 상태가 만성이 되었기 때문이다. 겉으로 드러나는 증상은 없을지라도 몸이 최대치의 활력을 내지 못하는 상태다.

1도가 떨어져 35.5도가 되면 소변량이 줄어드는 것은 물론 만성 변비가 된다. 또한 심혈관, 호흡기계, 소화기계, 비뇨기 및 생식기관에 이상이 발생한다. 체온조절 및 동공조절 등을 담당하는 자율신경계가 교란되어 우리 몸의 항상성을 유지하는 데 어려움을 겪는다. 이 체온이 오래 지속되면 당뇨, 고혈압 등의 성인병이 온다.

1.5도가 떨어진 35도는 암세포가 가장 왕성하게 증식하는 온도다. 면역체계가 제대로 활동하지 못하게 되어 자가치료 능력이 떨어지기 때문에 암세포가 활개를 치게 된다. 실제 암 환자들 중에는 체온이 35도 수준인 사람이 무척 많다.

2.5도가 떨어진 34도는 한계 체온이라고 부른다. 생과 사의 갈림길에 서게 되는 온도로, 예컨대 물에 빠진 사람이 구조됐을 때 이 온도를 보인다면 살아나거나 사망할 확률이 반반이다.

3.5도가 떨어진 33도는 동사하기 직전, 환각 상태에 이르렀

을 때의 체온이다. 헛것을 보게 되고 발음을 제대로 하지 못하며 몸의 균형을 잃는다.

그리고 정상 체온에서 6도가 떨어지면 의식을 잃게 되고, 7도가 떨어지면 동공이 확대되며, 9도가 떨어지면 숨이 멈추게 된다. 이처럼 삶과 죽음은 체온으로 볼 때 그 거리가 10도도 되지 않는다. 체온이 조금 낮아진다고 해서 금세 생명이 위태로워지는 것은 아니지만, 지속적인 저체온 상태에 있으면 몸의 각 부위가 제 기능을 하지 못해 큰 병이 생기는 것은 당연하다.

: 체온이 낮아지면
피가 탁해진다

몸이 따뜻하면 혈액이 몸 곳곳을 순조롭게 돌아다니므로 문제가 발생하지 않는다. 그런데 몸이 차가우면 혈관이 좁아져 혈류가 느려지고 순환에 장애를 겪게 된다. 혈액이 제대로 돌지 못하면 다음과 같은 여러 부작용이 발생한다.

먼저 영양분과 산소가 각 장기에 충분히 공급되지 못해 장기가 제대로 일을 하지 못한다. 위장의 소화 능력이 떨어지고, 간의 해독력이 저하되며, 폐나 신장, 방광에서 노폐물을 걸러내고 배출하는 능력이 저하된다.

그리고 힘차게 흐르지 못하는 혈액은 혈관 곳곳에 노폐물이 쌓이게 한다. 설거지할 때를 생각해보자. 수돗물이 어느 정도 세기가 되어야 그릇에 붙은 음식물 찌꺼기가 깨끗이 씻겨 내려가지, 그렇지 않으면 그릇에 남아 있게 된다. 남아 있는 음식물 찌꺼기는 그 자리에 눌러붙기 마련이다. 혈관 안에서도 비슷한 일이 일어난다. 음식물 찌꺼기처럼 눈에 띄는 덩어리는 아니지만, 우리 몸에서 만들어지는 많은 노폐물이 혈관에 정체된다. 노폐물이 혈류를 따라 해독을 담당하는 장기에서 적절히 처리되어야 하는데 그렇지 못하는 것이다. 참고로 우리 몸에서는 간, 폐, 신장, 방광, 대장, 땀샘 등에서 이러한 노폐물과 독소를 분해하고 배출하는 역할을 맡고 있다.

그래서 핏속에는 점점 더 많은 노폐물과 독소가 쌓이게 되는데, 이 혈액 속에는 각 조직의 대사 과정에서 생겨난 가스나 쓰임이 끝난 영양분 찌꺼기 등이 들어 있다. 그뿐 아니라 넘쳐나는 영양분도 섞여 있다. 특히 트랜스지방, 당 등이 문제가 되며 이것들이 혈액의 점도를 높이고 혈관벽에 달라붙음으로써 혈류 속도를 더욱 느리게 한다. 결국 저체온으로 혈액순환에 문제가 발생하면 피가 점점 더 탁해지고, 이것이 다시 혈액순환에 지장을 주는 악순환이 이어진다.

피 건강의 적노는 바로 눈으로 확인할 수 있다. 혈액이 오염되면 얼굴색이 탁하고 창백하며, 다크서클이 특히 진해진다. 피가 오염되면 코나 잇몸에도 악영향을 주므로 비염이나 잇몸 염증이 나타난다.

또 팔다리에 나타나는 증상으로도 알 수 있다. 손발이 차고 저린 증세가 나타나면 피가 탁해진 것이다. **독소가 혈관을 타고 몸속을 돌아다니므로 여기저기가 쑤시고 저리며 뭉쳐서 딱딱해진다.** 이 증세가 지속되면 팔다리에 갑자기 힘이 빠지는 무력 증세가 나타난다. 간혹 몇 걸음 못 걷고 주저앉는 어른들을 볼 수 있는데 바로 이런 증상이다. 노화 때문에 나타나는 어쩔 수 없는 증상으로 보아 넘길 것이 아니라 피가 오염되어서 그런 건 아닌지를 먼저 따져봐야 한다.

자고 나도 개운하지 않고, 아무리 자도 피곤이 풀리지 않을 때 역시 혈액 오염을 의심해봐야 한다. 피가 제대로 순환하지 않고, 그나마 돌고 있는 혈액마저 맑고 깨끗하지 못하다면 잠만으로는 피로를 떨쳐낼 수 없어 지속적인 피로감을 느끼게 된다. 또 평소와 달리 숨이 가쁘거나 빈혈이 아닌데도 자주 어지럼증을 느끼고, 귀에서 곤충 날갯짓 소리 같은 것이 들리며, 눈이 자주 충혈되는 것도 같은 이유다. 여성이라면 생리통이 더 심해지고 생리 주기가 바뀌거나 일정치 않아지며, 심한 경우에는 불임이 되기도 한다.

탁한 피는 건강을 위협한다. 더욱이 본인도 알지 못하는 사이에 차츰차츰 오염되어간다는 것도 큰 문제 중 하나다. 하루 이틀 만에 진행되는 것이 아니라 오랜 시일에 걸쳐 누적되다가 어느 순간에 이르면 병으로 나타나기 때문이다. 탁한 피의 문제 역시 저체온에서 출발하므로, 체온을 높인다면 이러한 위험을 예방할 수 있다.

체온이 떨어지면
대사능력이 떨어진다

인체에는 외부에서 이물질이 침입했을 때 그에 맞서 싸우는 체계가 갖춰져 있다. 이를 면역체계라고 한다. 면역체계가 제대로 작동하면 각종 세균이나 바이러스가 몸에 들어와도 병에 잘 걸리지 않는다. 하지만 체온이 떨어지면 면역력도 떨어져 병에 걸리기 쉬운 몸이 된다.

일본 이시하라 클리닉 원장 이시하라 유미 박사는 체온이 1도 떨어지면 면역력이 30% 떨어지고, 체온이 1도 올라가면 면역력이 500% 이상 올라간다고 밝혔다. 니가타 대학 대학원의

아보 도오루安保徹 교수 역시 이렇게 말했다. "면역력은 저체온에서는 제 기능을 못 하지만 몸이 따뜻하면 림프구가 작동하여 면역력이 발휘된다." 일본에서 이 분야 권위자인 두 의사가 면역력과 체온에 명확한 상관관계가 있다고 밝힌 것이다.

: 체온 1도가 떨어질 때
면역력은 30%가 떨어진다

추위에 노출됐을 때 우리가 몸을 웅크리듯이, 체온이 낮아지면 우리 몸의 대사능력도 위축된다. 혈관이 수축되어 영양분과 산소 공급량이 줄어들기 때문이다. 여기서 '대사'란 생물체 안에서 일어나는 온갖 화학 반응을 가리킨다. 이는 기초대사와 신진대사로 나뉘는데 심장의 박동, 호흡, 체온 유지 등이 기초대사에 속하고 음식의 섭취나 소화, 배설 등은 신진대사에 속한다. 그러므로 대사능력이 위축된다는 것은 심장, 폐, 뇌, 소화기관, 배설기관 할 것 없이 모든 장기의 활동력이 떨어진다는 말이다.

이처럼 장기의 기능이 떨어지면 영양분의 흡수와 공급이 제대로 이뤄지지 않을 뿐 아니라 대사 과정에서 생성된 이산화탄소, 암모니아 같은 노폐물의 배출도 제대로 되지 않는다. 그러면 어떤 일이 일어날까? 피가 탁해진다. 노폐물과 독소로 탁해진 피는 흐름이 느려지고, 이 때문에 곳곳에서 순환장애가 일어난다. 말단 부위나 미세한 혈관으로 가는 혈액량이 줄고, 혈액이 원활히 돌지 않기에 체온은 더 낮아진다.

대사능력이 떨어진다는 말은 곧 면역력이 떨어진다는 말과 같다. 체온이 1도 떨어질 때 대사능력은 12%가 떨어지고, 면역력은 30%가 떨어진다. 어떤 병이 됐든 병을 앓고 있는 환자들을 보면 실제로 체온이 낮다. 당뇨병이나 암, 아토피 등을 앓고 있는 대부분 환자가 정상 체온에 미치지 못한다.

: 면역체계에
좋은 온도는 36.5도 이상

몸에 이상이 생기면 가장 먼저 체온에서 신호가 나타난다. 즉, 열이 오른다. 몸에 들어온 병균과 싸우기 위해 면역체계가 스스로 온도를 높이는 것이다. 우리 몸의 면역체계는 체온 36.5

　　　　　　　　　　　　　　　체온 1도의 기적

도 이상에서 정상적으로 가동되도록 되어 있기 때문이다. 그러므로 열이 난다는 것은 몸이 보내는 경고 신호이자 몸이 스스로 치유하기 위한 반응이라고 여겨야 한다.

면역은 원래 '의무를 면한다'라는 뜻으로 한 번 걸린 전염병에 다시 걸리지 않는 것을 의미했으나 현재는 '질병을 예방하거나 벗어난다'는 뜻으로 쓰이고 있다. 면역 활동은 혈액 속 백혈구의 활동을 말한다. 혈액이 어떻게 이루어져 있는지부터 살펴보면 이해하기가 쉽다.

혈액은 대개 적혈구 45%, 혈장 55%, 백혈구와 혈소판 1% 가량으로 되어 있다. 그중에서 산소와 각종 영양분을 몸 곳곳에 공급하고, 이산화탄소 같은 대사 찌꺼기를 배출하는 일은 적혈구와 혈장이 맡는다. 그리고 1%짜리 백혈구가 외부 침입자들을 방어하는 일을 맡는다.

건강한 사람의 경우 백혈구는 혈액 1mm당 약 5,000~7,000개가 들어 있다. 활동량이 많으면 백혈구의 숫자도 늘어 8,000~10,000개까지 이르기도 하고, 움직임이 적거나 매우 마른 사람은 4,000개 이하를 보이기도 한다.

백혈구는 과립구, 림프구, 단구로 나뉘는데 과립구가 54~62%, 림프구가 35~41%일 때 면역력이 가장 높다. 그 나머지인 5% 안팎을 차지하는 것이 단구다. 단구는 대식세포로 분화하여 몸에 들어온 이물질을 잡아먹는다. 과립구는 노화되어 죽은 세포나 대장균 등을 처리한다.

림프구는 B세포·T세포·NK세포로 나뉘는데, B세포는 항체를 만들어 몸을 보호하고, T세포는 외부에서 들어온 병원균과 직접 싸우거나 항체를 만드는 역할을 한다. 특히 주목해야 할 것이 NK세포Natural Killer Cell다. 자연살해세포라고 불리는 NK세포는 혈액을 타고 돌아다니면서 우리 몸을 항시 체크하여 바이러스에 감염된 세포나 종양세포를 찾아낸다. 몸에 필요한 세포인지 아닌지 단백질 구조를 통해 판단하며, 오염된 세포를 발견하면 직접 공격하여 사멸시킨다. 그리고 한 번 퇴치한 적군은 기억하고 있다가 다음번에는 더 빨리 대응한다. 화학적인 약물치료는 정상세포까지 피해를 입히지만 NK세포는 정확히 암세포만 파괴한다(참고로, 암에 걸리는 사람은 림프구의 수치가 매우 낮다). 이처럼 면역체계가 방어와 정화 기능을 하기 때문에 우리가 수많은 오염원에 둘러싸여 있으면서도 감염에 대한 걱정을 덜고 살아갈 수 있는 것이다.

: 면역체계가
무너지면?

면역체계가 얼마나 중요한지를 알아보려면 면역력이 저하된 상태, 즉 면역결핍의 예를 보면 된다. 대표적인 예가 후천성 면역결핍증후군AIDS이다. 이는 HIV라는 바이러스에 감염된 환자에게서 면역결핍이 유발된 상태를 가리키는 말인데, 면역 기능을 점차 상실하여 최악의 경우 사망에 이른다. 보통 사람에게는 아무렇지도 않은 세균조차 AIDS 환자에게는 치명적일 수 있다. 몸에 들어온 침입자를 방어하고 퇴치할 힘이 없기 때문에 병원균의 감염 자체나 그로 인한 합병증을 이겨내지 못하기 때문이다. AIDS가 특수한 경우라며 남의 일로만 생각해서는 안 된다. 면역체계와 관련된 질환이 점점 늘고 있기 때문이다. 원인을 알 수 없어서 정확한 병명을 붙이지도 못하는, 예컨대 '○○○증후군'이라거나 '○○○의증'이라고 불리는 것들이다. 이들 중에는 면역체계가 자기 몸을 공격하는 자가면역 질환이 꽤 된다. 류머티스성 관절염이나 아토피 피부염 등이 여기에 속하며, 면역 관련 질환은 주변에서 흔히 볼 수 있을 정도로 다양하게 발생하고 있다.

사실상 운동이나 식습관, 생활습관 바로잡기 등 우리가 건강을 생각하며 하는 모든 활동은 이 면역력을 높이고자 하는 것이다. 최근 들어 면역력을 떨어뜨리거나 높이는 데 체온이 크게 관여한다는 사실이 속속 밝혀지고 있다. 저체온이 되면 혈관이 수축되어 혈액순환이 정체되고 노폐물이 쌓여 탁한 피를 만든다. 또한 대사능력과 면역력이 떨어져 병에 걸리기 쉬운 몸이 된다. 또 역으로 면역력이 낮아진 몸에서는 대사능력이 떨어져 순환장애를 일으키고, 이것이 다시 저체온을 부른다. 이런 악순환을 반복하는 핵심 원인에 바로 저체온이 있다.

몸이 예전 같지 않다면
냉증 여부를 살펴라

어느 날부턴가 갑자기 아침에 일어나기가 힘들고, 일어나도 한동안은 정신을 차릴 수가 없으며, 손발이 저리고, 어깨도 딱딱하게 뭉치고 아프다면? 잠깐씩 멍해지기도 하고, 의욕도 떨어지고, 일을 할 때 자신감도 줄어들었다면? 이처럼 몸과 마음이 예전같지 않다면 가장 먼저 냉증을 의심해봐야 한다. 나이 먹으면 다 그런가 보다 하고 내버려두었다가는 건강한 몸으로 되돌릴 기회에서 점점 멀어져 간다.

그런데 서양 의학에는 냉증이라는 말이 없다. 스트레스나 외부의 자극으로 체온이 상승하면, 체온을 낮추기 위해 말초혈관이 수축되고, 그에 따라 혈류가 적어져서 몸이 차가워지는 자연스러운 현상이라고 보기 때문이다. 하지만 실제로는 냉증 때문에 고통을 겪는 환자가 수없이 많다. 특히 한국인에게 냉증은 풍토병이라고 할 만큼 흔한 질병이다. 손이나 발, 어깨, 허리 등몸이 시려 고생하는 사람이 많다. 그런데도 병원에 가면 '정상'이라고 진단이 내려지니 환자로서는 참 답답한 일이다.

물론 혈관이 수축되어 혈류가 적어짐으로써 체온이 낮아지는 것은 자연스러운 현상이다. 하지만 그러한 현상이 지속되고결국엔 통증까지 수반한다면 이는 분명히 질병으로 봐야 한다.서양 의학과 달리 한의학에서는 냉증을 질병으로 보고 있으며,대부분 질병이 여기서 비롯되기 때문에 무척 중시한다. 냉증이라는 단어도 한의학에서 나온 용어로, 환자의 상태를 진단할 때가장 먼저 냉증 여부를 체크한다.

체온 1도의 기적

: 불안·초조·두근거림·불면증도
냉증이다

한의학에서는 병의 원인을 살필 때 육기六氣, 즉 여섯 가지 나쁜 기운에서 원인을 찾는다. 풍風(바람), 한寒(찬 기운), 서暑(더운 기운), 습濕(습한 기운), 조燥(마른 기운), 화火(뜨거운 기운)가 그것이다.

그 가운데 특히 한기를 병을 일으키는 주요 원인이라고 본다. 한의학에는 '불통즉통不通則痛'이라는 말이 있다. '통하지 않으면 아프다'라는 뜻으로, 통하지 않게 하는 대표적인 기운이 한기다. 몸을 움츠러들게 하고 혈액의 흐름을 느리게 하기 때문이다. 겨울이 되면 수족냉증이나 무릎 등의 관절 통증 때문에 고생하는 이들이 더 많아지는데, 추운 날씨 탓에 혈액순환이 더욱 더뎌지는 탓이다.

냉기가 있는지를 판단할 때는 먼저 얼굴을 본다. 얼굴색에 변화가 나타난다는 것은 체내에 이상이 생겼다는 뜻이기 때문이다. 일반적으로 황색과 적색을 띠는 얼굴은 몸에 열이 있는 경우이며, 백색·청색을 띠는 얼굴은 몸에 냉기가 있는 경우로 본다. 인체의 냉기가 성해져 얼굴색으로 나타나는 것이다. 몸에 냉기가 있는 사람은 소화 기능이 나빠 영양을 제대로 흡수하지 못하므로 혈기가 부족하고 쉽게 피로를 느낀다. 그래서 대개 정적이고 내성적인 성격을 보인다.

배꼽 아래가 차가울 때도 몸에 냉기가 있어 건강하지 못한 상태다. 한의학에서는 아랫배를 단전丹田이라 하여 생명력의 밭으로 여긴다. 이 부위에는 신장과 비뇨기, 생식기, 부신 등 생식기관과 대장, 소장 등 면역기관이 모여 있는데 생식기관과 면역기관의 건강은 생명력과 원기의 상태를 나타낸다. **이 부위가 냉해지면 피곤이 풀리지 않으며 허리와 무릎이 아프거나, 다리에 쥐가 나거나, 하지가 무력하거나 마비가 오는 등의 증상이 자주 발생한다.**

또 기가 머리 쪽으로 치받는 듯한 상기증上氣證이나 아면 홍조가 나타날 때도 냉기가 있다고 본다. 알다시피 열은 아래에서 위로 올라가는 성질이 있다. 우리 몸의 열도 마찬가지다. 발이 따뜻하고 머리가 차가워야 열이 위로 올라가면서 순환이 잘 된다. 그런데 발이 차고 머리가 뜨거우면 어떻게 될까? 머리의 열기운이 아래로 내려가지 못하고 발의 찬 기운이 위로 올라가지 못해 기혈의 흐름에 문제가 생긴다. 하복부의 냉기가 열을 횡격막 위로 치솟게 하여 불안, 초조, 불면, 두근거림, 얼굴에 열이 오름, 두통, 발한, 구내염 등을 발생시킨다.

이상의 증상이 있다면 몸속에 냉기가 잠복해 있는 것이다. 아마 대부분의 현대인이 이들 증상 중 한두 개는 겪고 있을 것이다. 이러한 냉기 때문에 만병이 시작되기에 냉기를 해소하면 질병에서도 벗어날 수 있다.

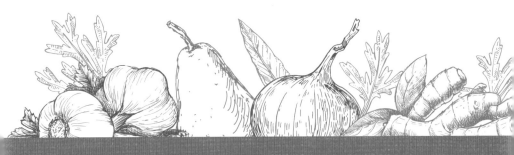

2장

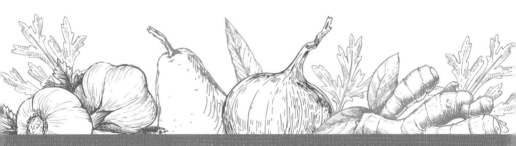

냉증질환을
가볍게 여기지 마라

나도 혹시
저체온증 상태일까?

　　　　　　　　　　　'100세 시대'라는 말이 일반화되
었을 정도로 평균 수명이 크게 늘어났지만, 그것을 축복으로 여
기지 못하는 사람도 많다. 질병과 통증에 시달리느라 삶이 오히
려 고통이기 때문이다. 현대인 열 명 중 아홉 명이 저체온이라
는 연구 결과가 얘기해주듯이, 아픈 사람과 질병이 이처럼 늘어
나는 근본적인 원인은 체온이 낮아졌다는 데 있다.

　　오늘날 사람들이 감기, 폐렴, 천식, 아토피 등 자가면역 질환
에 취약한 것도 저체온 때문이다. 유난히 더위를 타거나 손발

이 차거나 열이 많아 땀을 많이 흘리는가? 그렇다면 자신의 체온이 떨어지고 있다는 뜻이다. 병원에 가봐도 딱히 이상이 없다는데 몸이 예전 같지 않고 불편한가? 그렇다면 제일 먼저 체온을 체크해보라. 저체온은 최근 여러 연구에서 만병의 근원으로 지목되고 있다. 저체온이 우리 몸에 어떤 영향을 미치는지 더욱 자세히 알아보자.

: 저체온증 여부를 알아보는
내 몸 체크리스트

체력이 현저하게 떨어졌다고 느껴진다면 가장 먼저 몸에 냉기가 있는지를 살펴봐야 한다. 몸 안에 냉기가 있으면 쉽게 피로를 느끼고 의욕이 저하된다. 냉기는 몸 안으로 들어오기는 쉽지만, 일단 들어오면 저절로 빠져나가지 않는다. 냉기가 자리를 잡으면 목, 등, 허리, 무릎, 발목 등에 분포한 관절과 근육에 통증을 일으킨다. 심한 경우 일상적인 동작만으로도 아픔을 느끼는 지경에 이르게 된다.

보통 손발이나 아랫배가 찬 경우는 본인 스스로도 냉기가 있다는 사실을 잘 안다. 그렇지만 증상이 나타나지 않는 냉기도 있기 때문에 실제로는 몸이 냉한데도 그걸 잘 알지 못하는 사람이 많다. 내 몸에 냉기가 있는지를 알아보는 방법이 있다.

먼저, 다음의 증상을 자주 느낀다면 냉기가 있는 것이다.

- 냉·난방이 잘 된 실내에 있으면 불편함을 느낀다.
- 상반신, 특히 얼굴이 잘 붉어진다.
- 땀이 쉽게 나면서 현기증을 느낀다.
- 더운데도 땀이 잘 나지 않는다.
- 더위를 심하게 탄다.
- 추위를 심하게 탄다.
- 햇볕을 직접 쬐기가 힘들다.
- 아침에 일어나기가 힘들어졌다.
- 어깨결림이 풀리지 않고 지속된다.

이와 같은 신체적, 심리적 증상을 기반으로 냉기 여부를 자가진단하도록 정리한 것이 다음의 체크리스트다. 부위별로 체크해보고, 자신이 어떤 단계에 해당하는지를 진단해보자.

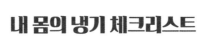

내 몸의 냉기 체크리스트

◑ 머리나 얼굴에 나타나는 증상

두통 ☐	다크서클 이명(귀울림) ☐	구취 ☐
구내염 ☐	보랏빛 입술 ☐	잇몸에서 피가 남 ☐
코피를 자주 흘림 ☐	여드름 ☐	기미 ☐
각종 피부 질환 ☐	붉은 얼굴 ☐	얼굴에 땀이많이 남 ☐
어지럼증 ☐	상기증(기가 머리쪽으로 몰림) ☐	

◑ 하반신에 나타나는 증상

하복부 냉증 ☐	남성 발기부전 또는 조루증 ☐	여성 생리통 또는 생리불순 ☐
설사 ☐	변비 ☐	빈뇨 또는 핍뇨 ☐
치질 ☐	방광염 ☐	발이 차가움 ☐
다리가 부음 ☐	다리가 뻣뻣함 ☐	하지정맥류 ☐

◑ 전신에 나타나는 증상

어깨결림 ☐	팔꿈치 통증 ☐	무릎 통증 ☐
허리통 ☐	하지 관절통 ☐	위통 ☐
복통 ☐	목이 막히는 증상 ☐	심장 박동이 빨라짐 ☐
손바닥이 붉어짐 ☐	호흡곤란 ☐	가슴이 두근거림 ☐
멍이 쉽게 듦 ☐	전신 또는 하복부비만 ☐	전신 또는 손발에 땀이 많이 남 ☐

● 정신적인 면에서 나타나는 증상

우울증 ☐	작은 일에도 짜증을 잘 냄 ☐	초조, 불안 ☐
정서 장애 ☐	불면 ☐	건망증 ☐
기억력 감퇴 ☐	스트레스에 취약함 ☐	

※ 냉기진단

- 1단계

  10가지 정도의 증상이 나타난다면 냉기로 인해 체온 저하가 시작되었다고 볼 수 있다.

- 2단계

  15가지 정도의 증상이 나타난다면 안심할 수 없는 단계이므로 체온을 높이기 위해 노력해야 한다.

- 3단계

  20가지 이상의 증상이 나타난다면 체온 저하로 인한 질환이 염려되므로 체온 상승을 위해 적극 힘써야 한다.

저체온에 의해 나타나는
단계별 증상

정상 체온에 미치지 못하는 상태
가 지속될수록 우리 몸은 점점 더 강한 신호를 보낸다. 몸이 보
내는 이런 신호에 귀를 기울이고 제때 반응해야만 저체온으로
인한 무시무시한 질병을 피할 수 있다.

: 저체온의 1단계
만성피로

제1단계 신호는 피로다. 육체적인 피로만이 아니라 정신적인 피로도 쉽게 느끼게 된다. 냉기가 있으면 혈관이 수축되어 혈액순환이 나빠진다. 혈액순환이 나빠진다는 것은 두 가지 점에서 문제가 되는데, 동맥과 정맥으로 나누어 보면 다음과 같다.

먼저 동맥은 심장에서 나와 몸의 각 부위로 가는 혈액으로, 산소와 영양분을 충분히 포함하고 있다. 동맥에서 나온 혈액은 전신을 돌며 모세혈관에 이른다. 이곳에서 영양분과 산소를 전해주고 노폐물과 독소를 거둬들여 정맥으로 이어진다. 정맥은 노폐물과 독소를 싣고 다시 심장으로 들어가는 혈관이다. 그러므로 혈관이 수축되면 영양분과 산소가 충분히 공급되지 않고, 노폐물과 독소가 수거되지 않아 조직이 굳어지고 탄력성이 떨어진다. 이것이 바로 노화 현상이다. 바로 이 때문에 나이를 먹으면 관절이나 조직이 굳어 움직임이 둔화되고 뼈가 약해져서 잘 부러지는 것이다.

혈액이 힘차게 순환하면서 영양분과 산소를 공급하고 노폐물을 제거하지 않으면, 체내 화학반응을 돕는 효소의 활동이 둔화되어 대사 및 면역 기능이 떨어진다. 이에 따라 기력이 부족해져 쉽게 피로를 느끼게 된다.

피로감을 느끼는 정도는 저마다 다르기 때문에 이전의 자신과 비교를 해보는 수밖에 없다. 언제부턴가 유독 아침에 일어나기가 힘들고 전에는 거뜬히 해내던 일에 쩔쩔매고 있다면, 몸이 보내는 1단계 신호가 아닌가를 의심해봐야 한다. 여기에 뭔가를 한다는 게 귀찮고 의욕이 생겨나지 않는 정신적 무력감까지 더해진다면 더더욱 그러하다. 이 단계에서 저체온 상태를 벗어날 방법을 찾지 못한다면 만성피로와 함께 서서히 다음 단계로 옮겨가게 될 것이다.

: 저체온의 2단계
각종 통증

제2단계 신호는 통증이다. 가슴이 답답하고 머리가 무거워지며, 목이 뻣뻣하고 어깨결림이 심해진다. 그리고 등과 허리, 무릎, 발목까지 전신의 관절과 근육에서 통증이 느껴진다. 체온이 떨어지면 통증에 더 민감해지기 때문이다. 일시적인 현상이

체온 1도의 기적

아니라 지속적인 어깨결림이 있다면 혈액순환 장애에 의한 통증일 가능성이 높다. 별 탈 없이 잘 지내다가 환절기만 되면 감기로 고생하는 경우나 여름 감기에 자주 걸리는 경우 등도 우리 몸의 체온조절 기능이 저하되어 나타나는 증상이다.

이 단계에 들어서면 통증과 저체온의 악순환이 시작될 수 있다. 체온이 떨어져 통증에 민감하기에 운동량이 줄어들고, 운동량이 줄어들면 근육량이 줄어들어 체온이 더 떨어지는 것이다. 이 단계를 방치하면 수족냉증부터 암까지 수많은 질병이 진행된다.

일단 병이 시작되면 그것을 되돌리기에 엄청난 노력이 필요하므로 몸이 보내는 신호에 늘 귀를 기울여야 한다.

저체온으로 발생하는 증상과 질병

- 대표적인 저체온증: 수족냉증과 하복 냉증
- 소화기관의 저체온 증상: 소화불량, 복통, 구역, 위무력, 역류성 식도염
- 복부 저체온 증상: 변비, 설사, 소변을 자주 봄(빈삭), 소변을 못 봄(불리), 잔뇨감
- 혈액 장애의 저체온 증상: 허리, 무릎, 머리 등 각종 관절 통증
- 저체온의 심화 증상: 당뇨, 고혈압, 각종 암

수족냉증부터 암까지
만병의 원인

모든 생명체는 본능적으로 그 생명력이 유지되도록 설계되어 있다. 그렇다면 그토록 중요한 체온도 잘 유지되도록 설계되지 않았을까? 그렇다. 우리 몸은 모든 부분이 열을 생산하도록 되어 있고, 체온의 항상성을 유지할 수 있도록 체온조절중추가 발달되어 있다.

체온이 낮아져 생명력을 떨어뜨리는 일이 발생하면 우리 몸은 통증이나 열을 발생하거나 이상 증세를 나타내어 몸에 관심을 가져달라고 호소한다. 그럼에도 몸이 보내는 신호를 무시하고 지나치면 다음과 같은 질병이 나타난다.

: 손발이
차갑다

가장 두드러지는 것이 수족냉증이다. 손발이 심하게 차가워져 때로는 통증까지 느끼게 된다. 우리나라 사람 중에는 수족냉증 환자가 유독 많고, 그 대부분이 여성이다. 생애 중 월경과 임신, 출산 등 호르몬의 급격한 변화를 겪게 되고 집안일을 할 때도 찬물에 손 담그는 일이 많기 때문이다. 이처럼 일상적이어서 그런지 대부분이 별것 아니라고 지나치곤 한다. 하지만 수족냉증은 더 진행되면 염증과 궤양이 발생하고, 심한 경우는 괴사가 나타나 손발을 절단해야 하는 치명적인 병이다.

수족냉증의 근본적인 원인은 낮은 체온이다. 저체온으로 혈관이 수축되기 때문에 말초혈관까지 혈액이 충분히 도달하지 못하는 것이다. 손과 발은 심장으로부터 상대적으로 먼 부위이므로 혈액을 공급받는 데 불리할 수밖에 없다. 게다가 표피 면적이 넓어서 외부로 빼앗기는 열도 다른 곳보다 더 많다. 근래에는 과도한 스트레스로 인한 체온 저하 탓에 수족냉증 환자가 더 늘어나고 있다. 손발이 차가운 것을 단순히 불편하다고만 생각할 것이 아니라 근본적인 치료를 할 필요가 있다.

: 여기저기
쑤시고 아프다

통증은 기혈의 흐름이 막혔음을 알리는 몸의 신호다. 몸에 냉기가 들어와 혈관이 수축하면 혈액순환이 나빠지고, 기혈의 순환장애가 생기면서 통증이 발생한다. 예를 들어 두통은 주로 열기가 아래로 내려가지 못해서 발생한다. 열기는 위로 올라가는 습성이 있으므로, 하반신이 따뜻하고 상반신이 차면 하반신의 열이 위로 잘 올라가 기혈의 순환이 순조롭게 이뤄진다. 그렇지만 상반신이 따뜻하고 하반신이 차면, 이미 위로 올라간 열기가 아래로 내려가지는 않기 때문에 순환장애가 일어나 두통을 유발하는 것이다. 머리와 발은 신체에서 위치상으로는 양 끝에 있지만 통증이 일어나는 메커니즘은 같다. 혈액순환에 장애가 일어나 말단 부위까지 혈액이 도달하지 않기 때문에 그 부

체온 1도의 기적

위가 점차 냉해지고, 심할 경우 관절 부위로 진행되어 통증을 유발하는 것이다.

이와 같은 순환장애가 발생하는 원인은 육체적·정신적 스트레스, 과식습관, 운동부족 등에서 찾을 수 있다.

: 혈관에
문제가 생긴다

우리 몸 곳곳의 혈관 질환 역시 혈액이 제 속도로 흐르지 못하기 때문에 발생한다. 예컨대 흔히 심장마비라고 부르는 심근경색은 혈관 안에 쌓인 노폐물들이 관상동맥(심장 근육에 산소와 영양분을 공급하는 동맥)을 막기 때문에 일어난다. 가슴에 극심한 통증을 유발하는 협심증도 비슷한 원인으로 발병한다. 동맥경화 때문에 관상동맥이 좁아져서 심장 근육에 필요한 만큼의 산소와 영양분이 공급되지 못하기 때문이다. 결국은 순환의 문제이며, 그 근본적인 이유는 낮은 체온이다.

: 만성질환에
시달린다

당뇨와 고혈압 역시 저체온으로 인해 오염된 피가 유발하는 병이다. 겨울이 되면 당뇨 환자가 급증하는 데서도 알 수 있듯이 당뇨 역시 체온이 낮아져 신진대사가 원활해지지 못함으로써 발병한다.

당뇨는 당대사에 관여하는 호르몬인 인슐린에 문제가 생긴 질병이다. 인슐린은 췌장에서 생산되며 포도당을 세포 안으로 보내는 역할을 한다. 몸에 음식물이 들어와 소화되면서 혈액 속에 당이 많아지면 분비되며, 당이 적어지면 분비를 멈춤으로써 혈당의 양을 조절한다. 그러므로 인슐린이 제대로 생산되지 않거나 인슐린 저항성(인슐린에 대한 반응 능력이 떨어지는 것)이 생기면 혈액 속에 당이 과다해진다. 이 과도한 당이 소변에 섞여 나오는 것이 당뇨병이다. 혈액에 과도하게 남아 있는 당은 혈액을 끈끈하게 하여 순환장애를 일으킨다.

고혈압은 말 그대로 혈압이 정상치보다 높다는 뜻이다. 혈압은 무슨 이유로 높아지는 것일까? 혈액순환이 원활하게 이뤄진다면 정상적인 압력으로도 우리 몸에서 필요로 하는 혈액을 충분히 공급할 수 있다. 그러나 혈액순환이 방해를 받는다면 심장은 혈액을 제대로 공급하기 위하여 평상시보다 높은 압력으로 내보내야만 한다. 이것이 혈압이 올라가는 간단한 이유이며, 흐름을 방해하는 주된 요인은 바로 저체온이다. 체온이 떨어지면 혈관이 수축되므로 심장이 더 강한 힘으로 혈액을 내보내야 하기 때문이다.

당뇨나 고혈압에 의해서 혈행이 지체되면 혈액 속에 노폐물이 쌓이게 된다. 노폐물이 많아진 혈액은 흐름이 더 느려져 여러 혈관 질환을 유발한다. 혈관의 가장 안쪽에 있는 내피세포가 손상되거나 염증이 일어나고, 노폐물이 쌓여 석회화가 진행되면 혈관이 더욱 좁아진다. 이런 과정은 서서히 진행되지만, 일단 증상이 발병하면 치명적인 경우가 많다.

: 면역이 떨어지면
암세포를 막을 수 없다

오염된 피로 인한 질병 중 빼놓을 수 없는 것이 암이다. 지금은 주변에 한 다리만 건너면 암 환자가 있을 정도로 흔한 병이

됐다. 그만큼 우리 환경과 생활습관이 혈액을 오염시키는 쪽으로 가고 있다는 뜻이기도 하다. 인체는 구석기인의 몸 그대로인데 먹는 것, 마시는 것, 숨쉬는 환경, 활동량 등이 너무나 달라졌다. 그래서 몸이 제대로 따라오지 못해 생기는 병이 암이라고도 할 수 있다.

예를 들어 자동차는 현대 생활의 필수품이다. 하지만 원시인의 몸으로 자동차를 본다면 그야말로 치명적인 물건일 것이다. 몇 가지만 간단하게 살펴보더라도 분명해진다. 우선 자동차를 이용함으로써 우리는 훨씬 덜 움직이게 된다. 그리고 대기 중이나 도로에 각종 오염물질을 방출하므로 숨을 쉴 때 우리가 이를 들이마시게 된다. 결국 우리는 그만큼 근육량이 적어져 체온을 높일 기회는 잃어가는 대신, 오염물질을 더 많이 받아들이게 되었다. 우리 몸에는 정교한 청소 시스템이 있어서 몸속 독소와 노폐물을 계속해서 씻어낸다. 하지만 몸이 처리할 수 있는 용량은 기껏해야 한 바가지 정도인데, 우리는 한 트럭 정도의 쓰레기를 쌓아가며 살고 있다. 쓰레기를 한곳으로 모아 놓은 것이 암이다.

사실 암은 정상적인 세포가 암세포로 변한 것으로 건강한 사람의 체내에도 항상 존재한다. 우리 몸의 면역체계가 이를 방어하기 때문에 병으로 발전하지 않을 뿐이다. 하지만 면역력이 떨어지면 암세포를 막을 힘이 없어져 자리를 내주게 된다. 면역력이 떨어지는 가장 큰 이유는 저체온이다. 우리 면역체계는 정상 체온인 36.5도 이상에서 제대로 작동되므로 체온이 계속해서 떨어져 35도 이하가 되면 암세포를 이겨내기가 더욱 힘들어진다. 35도는 암세포가 증식하는 데 가장 좋은 온도이기 때문이다.

이처럼 저체온은 현대인이 두려워하는 거의 모든 질병의 원인이 된다. 질병으로 발전할 때 가장 먼저 나타나는 것이 순환장애다. 혈관이 수축되면서 혈액이 제대로 순환하지 못하게 되는 것이다. 그러면 영양분과 산소를 몸 곳곳에 충분히 전달할 수 없게 되므로 세포의 기능이 떨어진다. 그뿐 아니라 곳곳에 쌓인 피로물질을 제대로 청소할 수도 없기에 이것들이 쌓여 어혈이나 담과 같은 독을 만든다. 이것이 바로 질병이다.

서양의학에서는 독소가 쌓이고 쌓여 검사상으로 드러날 때에야 비로소 질병이라고 인정한다. 예를 들어 혈액검사나 소변검사에서 이상이 발견되거나 세포의 변형으로 종양이나 궤양 등이 나타나는 시점이 되어야 병이라고 부르는 것이다. 그렇지만 저체온을 원인으로 하여 진행되는 병은 이처럼 확연히 드러나기 전에도 환자 본인에게 많은 고통을 준다. 일테면, 늘 피곤하고 의욕이 떨어지고 무력감을 느끼게 된다. 이렇게 침체된 일상을 지속한다면 인생의 행복을 온전히 누릴 수 있을까? 그러므로 큰 병으로 발전하여 병원을 찾을 수밖에 없을 정도에 이르러서야 내 몸을 돌아볼 것이 아니라, 그 이전에 좀 더 신경 쓰고 개선의 노력을 기울이는 것이 중요하다.

아랫배가 차가워지면
소화력이 떨어진다

심부 체온이 낮으면 소화기관이 제대로 기능하지 못한다. 그래서 음식물의 소화가 더디 이뤄져 항상 속이 더부룩함을 느끼게 된다.

특히 현대인의 소화기관은 지나치게 많이 먹는 습관과 밤늦은 시간에 음식을 먹는 습관, 고칼로리·고지방 음식을 많이 먹는 습관 때문에 지쳐 있는 상태다. 그런데 체온까지 낮아지면 소화장애가 더욱 심해진다.

: 소화불량은
몸의 활력을 떨어뜨린다

소화 기능이 저하되면 크게 두 가지 문제가 생긴다. 하나는 영양분을 제대로 흡수하지 못한다는 것이다. 우리 몸은 음식물을 섭취함으로써 그 영양분을 에너지원으로 하여 생명을 유지하는데, 그 에너지원의 부족 상태가 장기화된다면 어떤 일이 일어나겠는가. 결국엔 몸에 힘이 없어지고 건강이 약화될 수밖에 없다. 소화 기능의 저하에 따른 또 다른 문제는 소화되지 않은 음식물 때문에 생긴다. 음식물은 소화가 될 때까지 위장에 마냥 머물러 있을 수는 없다. 어느 정도 시간이 경과하면 소화되지 않은 상태일지라도 다음 단계로 넘어가야 한다. **이때 소화가 덜 된 음식물이 장벽을 자극하기도 하고, 화학작용이 일어나면서 독소가 배출되어 간을 비롯한 장기에 부담을 준다.** 이 때문에 나타나는 가장 직접적인 증상이 설사나 변비다.

소화기관은 외부로부터 들어온 음식물을 우리 몸에 필요한 에너지원으로 바꿔주는 중요한 기관이다. 따라서 우리 몸 각 기관이 왕성하게 활동하여 생명력을 유지해가려면 소화기관이 튼튼해야 한다. 단순히 소화불량이라 해서 만만히 볼 게 아니라는 얘기다.

한편, 장은 소화 기능 외에 면역 측면에서도 지극히 중요하다. 장은 신경이 밀집되어 있는 기관으로 제2의 뇌라고 불리기도 하며, 인체 면역세포의 70% 이상이 모여 있는 중요한 면역기관이다. 외부에서 이물질이 들어올 때 반드시 통과하는 곳이기 때문에 장은 면역력의 요충지라 할 수 있다. 그러므로 배를 따뜻하게 하는 것은 면역력을 강화하는 데도 중요하다.

: 생리통·변비와
복부비만이 생긴다

여성 질환은 냉기와 직접적인 관련이 있다. 내부 장기, 특히 생식기관이 모여 있는 하복부가 차가워서 생긴다. 이를 잘 관리하지 못하면 생리통이나 생리불순, 불임 같은 질환이 발생하기 쉽고 피부에도 영향을 미쳐 여드름이 나거나 아토피 증상이 발현되기 쉽다. 더군다나 열기가 위로 솟는 상기증은 갱년기에 접어들면서 더 심해지므로 대소변이나 생리처럼 아래로 향하는 힘이 약해져 변비나 소변불통, 완경 등이 나타난다. 요통, 무릎 통증, 발 저림, 부종, 우울증, 불면증 등이 나타나는 것도 배꼽 아래가 차갑기 때문이다.

복부가 차가워지면 가장 먼저 나타나는 현상이 변비다. 우리가 먹은 음식물은 위장과 소장, 대장 등 소화기관을 거치면서 점점 더 잘게 부서지고 죽과 같은 상태가 된다. 영양소와 수분 등은 흡수되고 남은 찌꺼기가 배출되는데 이것이 대변이다. 이러한 과정이 정상적인 경우에는 하루 이내에 이루어지지만, 복부가 차가워 활동성이 떨어지면 이보다 더 오랜 시간을 장내에 머물게 된다. 장내에는 유익균과 유해균이 함께 존재하는데, 배변이 제때 이뤄지지 않고 지연되면 유해균이 득세해서 부패가 심해지고 독소들이 많이 만들어진다. 그 독소들은 점액질과 함께 대장 벽에 쌓여 통로를 점점 좁게 만든다. 그러면 배설물의 이동 속도가 점차 더 느려져 대장 내에서 부패가 진행되기 때문에 독소가 더 많이 만들어진다.

그 독소들은 혈액을 타고 이동하는데 이것이 바로 혈액이 탁해지는 원인이 된다. 혈액이 탁해지면 흐름이 나빠져 정체가 일어나기 쉽고, 그러면 혈관에 노폐물이 쌓여 길을 더 좁게 만든다. 이러한 혈액순환의 악화는 저체온을 부른다. 결국 저체온 때문에 발생한 변비가 다시 저체온의 원인이 되는 악순환

체온 1도의 기적

에 빠지는 것이다.

복부비만이 되는 과정 역시 크게 다르지 않다. 복부비만은 엉덩이둘레에 비해 허리둘레가 어느 정도인가를 기준으로 판단한다. 여성은 0.8, 남성은 0.9 이상이면 복부비만이라 하는데 앉아서 생활하는 현대 생활습관 때문에 복부비만이 되는 사람이 갈수록 많아지고 있다.

복부비만은 내장지방형과 피하지방형으로 나눌 수 있다. 내장지방형은 피하의 지방은 적은 반면 내장 사이에 지방이 쌓인 경우로 윗배가 볼록한 편이며 주로 남성에게 많다. 피하지방형은 내장지방은 적지만 피하에 지방이 쌓여 손으로 잡으면 두둑하게 잡히는 경우로 여성에게 많은 편이다.

복부비만은 전신비만보다 위험하며, 그중에서도 내장지방형이 더 위험하다. 내장지방이 많으면 혈액에도 지질이 많아지기 때문이다. 혈액에 지질이 많다는 것은 혈관과 심장에 과부하가 걸린다는 뜻이다. 끈끈한 혈액을 순환시켜야 하므로 당연히 힘이 더 들 수밖에 없다. 그 상태가 지속될수록 심근경색이나 협심증, 뇌경색 같은 심혈관 질환을 유발할 가능성이 높다.

또한 내장지방은 복부를 더욱 차갑게 하는 원인이 된다. 기본적으로 지방은 에너지를 저장하는 특성이 있기 때문이다. 에너지는 사용되어야 열을 발생시키며 저장이 되어서는 열을 발생시키지 못한다. 따라서 복부비만 역시 복부 저체온을 부르는 악순환의 고리가 된다.

체온 1도의 기적

잦은 기침은
폐가 냉하다는 신호다

폐는 사실상 면역력의 방패 역할을 담당한다. 한방에서 폐는 면역력을 높여주는 대표적인 장기 중 하나로 본다. 체온을 조절하는 '체온 중추' 역할을 하는 까닭에 바깥 온도 때문에 속수무책으로 떨어지는 체온을 높이려면 면역력 방패인 폐부터 지켜야 한다.

한방에서는 폐주피모肺主皮毛라고 해서 폐가 피부와 털을 주관한다고 설명한다. 실제로 무더운 여름철에는 피부의 모공을 열어서 달아오른 열을 식혀주고, 겨울철에는 찬바람과 추위인 '풍한'을 막기 위해 모공을 닫는다. 폐는 호흡을 통해 폐에 찬 기운이 들어오기 때문에 우리 몸속 1차 방어선에 해당한다고 볼 수 있다.

덧붙여 설명하자면 폐는 몸통 안에 있지만 호흡기를 통해 찬 기운이 바로 들어오기 때문에 외부 장기와 같이 찬 공기와 건조함에 취약하다. 그래서 특히 겨울에는 폐의 기운이 부족하면, 기온변화와 찬바람에 대한 저항력이 약해지기 때문에 폐의 기운을 강화해서 찬 기운을 막아주는 방어막을 만드는 게 중요하다.

기관지가 안 좋은 사람들은 감기나 기침을 항상 달고 산다. 으레 감기에 걸리면 기침을 한다고 생각해 대수롭지 않게 넘기곤 한다. 하지만 겨울철에는 잦은 기침이 동반되는 감기 증상도 절대 가볍게 넘기면 안 된다. 왜냐하면 단순한 감기가 아니라 폐질환일 수도 있기 때문이다.

겨울철 잦은 기침이 동반되는 감기를 폐질환이 아닌지 의심해봐야 하는 이유는 폐질환은 폐의 기능이 20%까지 떨어질 때까지 아무런 증상이 없기 때문이다. 감기와 폐렴을 초기 증상만으로는 구별하기가 어렵다. 문제는 감기가 폐렴으로 발전할 때까지 자각하는 것도 어렵다는 거다. 그래서 무엇보다 평소에 폐를 튼튼하게 관리하는 게 중요하다.

: 365일 마시는 물부터
따뜻하게

아침에 마시는 한 잔의 찬물은 마실 땐 잠시 속이 시원하지만 일단 37도의 위나 장에 들어가면 위경련, 복통, 설사 등 여러 문제를 발생시킨다. 차가운 물은 인체에 많은 부담을 주며 면역에도 가장 큰 적이다. 한의학에서는 겨울의 양생법으로 몸이 차거나 기온이 찬 상태에서 찬 음식을 먹으면, 폐를 상하고 면역력을 저하시켜 만병이 생길 수 있다고 경고한다. 겨울에는 옷도 물론 따뜻하게 입어야겠지만 음식이나 음료도 따뜻하게 먹는 게 좋다. 물도 마찬가지다. 1년 내내 미지근하거나 따뜻한 물을 먹는 습관이 좋다.

폐 건강을 확실하게 지키려면 겨울철에는 폐 건강을 위해 먹는 음식도 달라야 한다. 한의학에서는 형한한음즉상폐形寒寒飲則傷肺하는 말이 있다. 이는 몸을 차게 하거나 찬 음식을 먹으면 폐가 상한다는 뜻이다. 먹어서 폐의 기운을 올리는 방법도 있다. 찬 기운을 막고 체온 유지에 핵심적인 역할을 하는 폐가 상하지 않도록 하는 특별한 음식은 모과, 배처럼 흔한 재료로 만들어진다. 폐 건강에 도움이 되는 음식은 6장에서 다시 자세히 소개하겠다.

열과 땀이 많은 체질이
더 위험하다

간혹 보면 자신은 열이 많다면서 찬 음식을 자주 먹는 사람이 있는데, 이는 저체온의 악순환을 만드는 일이다. 냉장고를 떠올려 보자. 밖은 뜨겁지만 안은 차가울 수 있다는 얘기다. 본래 체질적으로 열이 많은 사람도 있겠지만, 대부분은 오히려 그 반대다. 심부의 기준 온도가 낮아 몸이 열을 내보내고 싶어 하므로 자꾸만 찬 것을 찾는 것이다. 이런 사람들은 계속해서 체온이 낮은 상태에 있기 때문에 심각한 질병이 찾아올 수 있다.

이에 비해 심부의 기준 온도가 높게 설정된 사람들, 즉 체온이 높은 사람들은 면역체계가 활발히 작동하므로 질병에 잘 걸리지 않는다.

: 땀이 많은데도
저체온증이라고?

필자는 방송을 통해 여러 차례 현대인 중 저체온증이 많다는 최근의 의학 통계를 이야기했다. 그러자 여러 패널이 그럴 리가 없다며 이의를 제기했다. 열이 많아서 땀을 잘 흘리고 인삼도 잘 안 받는다, 겨울에도 반팔만 입을 정도다, 몸이 차다는 생각을 해본 적이 없다 등 자신이 저체온일 리가 없다고 확신했다. 하지만 체온계를 가지고 실제 측정을 해본 결과 패널 모두 저체온이었으며, 그 자리에 있던 제작진도 전원 35~36도로 정상 체온에 못 미쳤다.

그러면 열이 많아 남보다 더 땀을 흘리는데도 체온이 낮은 이유는 무엇 때문일까? 이는 앞서도 말했듯이 뇌의 시상하부에 있는 체온조절중추에 기준 온도가 낮게 설정되어 있기 때문이다. 체온조절중추가 36.5도에 맞춰 체온을 조절하는 것이 아니라 그보다 낮은 36도나 35.5도에 맞춰 열심히 열을 내보내기 때문이다. 심한 경우는 평상시 체온이 34도인 경우도 있다. 이처럼 기준 온도가 낮으면 밖으로 배출되는 열의 양이 더 많을 수밖에 없다. 그래서 조금만 더워져도 남들보다 더 심하게 열기를 느끼고 땀도 더 흘리게 된다.

: 땀이 나는 이유는 따로 있다

열을 배출하는 한 가지 방법이 발한, 즉 땀을 흘리는 것이다. 땀은 땀샘에서 분비되는 액체로 99%가 물이다. 나머지는 나트륨, 염소, 칼륨, 젖산, 질소 함유물 등이 있으며 이 1% 가량의 구성성분은 때에 따라서 달라진다. 수분이 대부분인 땀은 피부 밖으로 나와 증발하게 되는데, 이때 열을 가져가므로 표피의 온도가 떨어지게 된다. 이런 방식으로 몸은 체온을 조절한다.

땀이 많이 나는 증세를 다한증이라 하는데, 그 원인은 온열성과 정신성으로 나눌 수 있다. 온열성은 방금 말한 것처럼 체온을 유지하기 위한 것으로, 대개 땀이 전신에서 난다. 덥거나 운동을 해서 체온이 올라간 경우다. 이에 비해 정신성은 긴장이나 흥분, 스트레스 등에 의한 것으로 얼굴이나 겨드랑이, 손, 발 등에서 국부적인 발한이 일어난다.

정신성은 스트레스 등에 의해 교감신경이 자극되어 일어난 것이므로 그 원인을 해소시켜주어야 한다. 이에 비해 온열성은 땀이 나는 이유를 잘 살펴 대처해야 한다. 실제로 열이 많아 내보낼 필요가 있어서인지 아니면 체온조절중추의 기준 온도가 잘못 설정된 탓인지를 봐야 한다. 그런데 대부분 온열성 다한증은 흔히 생각하듯 체온이 높아서가 아니라 낮아서 나타나는 증세에 속한다.

다한증에 대해서는 열이 많아서 생기는 병으로 오해하는 사람이 많다. 주변 사람뿐 아니라 환자 자신도 그렇게 생각해서 열을 식히려고 노력하는 경우가 흔하다. 하지만 다한증은 열증이 아니라 냉증의 대표적인 예다. 본래 땀은 운동이나 노동을 했을 때 상승한 체열을 식히기 위해 배출되는 것이다. 그런데 식사를 하거나 조금만 움직여도 비 오듯 땀을 흘린다는 것은 체내에 수분이 많기 때문이라고 할 수 있다. 비를 맞으면 몸이 차가워지듯 여분의 수분은 몸을 차게 한다. 따라서 몸에 수분이 많은 사람은 냉증으로 간주해도 좋다. 다한증 환자들을 대상으로 한 연구에서 수술 전 적외선 체열 검사를 한 결과 96%가 저체온증으로 밝혀진 사례도 있다.

: 어느 정도를
고열이라 해야 할까?

그러면 몸이 아파서 열이 날 때는 어떻게 해야 할까? 얼마 전까지만 해도 열은 무조건 내려야 하는 것으로 여겨졌다. 병원에서는 37도면 미열, 38도면 고열이라 해서 생명이 위독할 수 있다고 경고하기도 했다. 하지만 열이 나는 이유가 몸 안의 면역력이 제대로 작동하여 외부 침입자에 맞서 싸우기 때문이라는 사실이 밝혀지면서, 지금은 적절한 체온 상승은 필요한 것으로 인식되고 있다. 외부 침입자인 세균이나 바이러스는 열에 약하기 때문에 인체가 발열 작용을 하여 이들을 물리치는 것이다.

독일 뮌헨대학교의 롤프 이셀스Rolf Issels 교수는 "발열과 식욕부진은 2대 명의다"라고 말했다. 열이 나는 것은 몸속 노폐물을 태우는 현상이며, 식욕부진은 혈액을 오염시키는 최대 원인인 과식을 멈추게 하는 현상이라는 것이다. 이 두 가지는 우리 몸이 건강을 되찾고자 노력하는 것이므로 무리하게 억누를 것이 아니라 오히려 고마워하고 환영해야 한다고 했다. 그러므로 열이 나면 열이 내릴 생각을 할 것이 아니라 몸이 자체적으로 치료를 하고 있다는 신호라고 여겨야 한다.

: 아이들에게
해열제를 먹여야 할 때는?

하지만 아이들에게 열이 오를 때는 무척 걱정스럽고 조바심이 날 수밖에 없다. 특히 낮 동안 잘 놀다가 한밤중에 열이 펄펄 끓는 일이 많은데, 그러면 부모들은 안절부절못하기 마련이다. 아이가 있는 집이라면 반드시 해열제를 상비하고 있는 것도 그 때문일 것이다. 그렇지만 아이들이 열이 날 때 무조건 해열제를 투여하면 몸의 자가치유를 방해할 수도 있다. 몸속에 들어온 병균을 물리치기 위해 몸이 열을 내서 열심히 싸우고 있는데, 거기에 찬물을 끼얹고 병균 편을 들어주는 셈이 된다.

특히 6세 이하 아이들은 미열이 날 때 이를 인위적으로 식히면 발달에 방해를 받을 수도 있다. 아이들은 태어날 때 모든 장기를 갖추고 있지만, 그 기능은 태어난 이후 몇 년에 걸쳐서 서서히 발달한다. 장기가 성숙되는 과정에서 열이 나는 일이 있는데 이를 변증열이라고 한다. 옛 어른들은 아이가 열을 내며 아프면 "크려고 그러는구나"라고 하면서 지켜봤다. 열이 성장 과정의 하나라는 것을 경험으로 알았던 것이다.

어른은 38도 정도로 열이 오르면 견디기 어렵지만 아이들은 별 일 없다는 듯이 잘 논다. 그럴 때는 그냥 지켜보면서 다른 이상을 보이지는 않는지 체크하는 것이 바람직하다. 혹시 아이가 힘들어하는 경우에는 미지근한 물수건으로 몸을 닦아주며 열을 서서히 내려준다. 다만 39도가 넘으면 열성경련이 일어날 수 있으므로 해열제 복용을 고려해야 하며, 40도가 넘으면 병원을 찾는 것이 좋다.

아이들이 열이 날 때 해열제를 먹여야 할지, 더 두고 볼지를 판단하는 간단한 방법이 있다. 귀나 꼬리뼈 부분을 만져보는 것이다. 이 부분이 뜨겁다면 고열이므로 해열제를 먹여야 하고, 차갑다면 변증열이므로 지켜보는 게 좋다.

체온 1도의 기적

차가운 것을 좋아하면
비만이 된다

저체온증을 방치하면 바로 비만이 된다. 비만은 지방이 많다는 의미이며 이는 곧 체온이 낮음을 나타낸다. 지방은 열을 생성하지 못하고 저장하는 습성이 있기 때문이다. 또한 과다 지방은 여러 질병을 불러온다. 혈액 내에 지질 함량이 높아져 고지혈증이 되며, 혈액이 탁해져 순환장애가 발생함으로써 고혈압이 유발되고, 체내 노폐물이 순조롭게 배출되지 않아 그 독소가 정상 세포를 공격함으로써 암세포로 변한다.

: 비만의
메커니즘

비만은 체내에 남는 열량을 지방세포에 저장하기 때문에 생긴다. 지방세포는 에너지 창고라 할 수 있는데, 이 창고가 클수록 체온이 낮아진다. 에너지를 사용해야 열이 발생하는데 창고가 커서 충분히 쌓아둘 수 있기 때문에 에너지를 더 안 쓰게 되는 것이다. 그래서 심부 체온은 항상 낮은 상태로 있게 된다. 실제로 비만인 어린이와 정상 체중 어린이의 체온을 비교한 연구에서 비만 어린이의 체온이 낮다는 결과가 나왔다.

3대 영양소 중 탄수화물은 에너지를 통해 열을 만들고, 단백질은 열을 사용하며, 지방은 열을 저장하는 역할을 한다. 만약 몸에 근육이 많다면 열을 많이 사용하기 때문에 지방이 그다지 필요하지 않을 것이다. 그런데 열을 사용할 근육이 적으면 남는 열을 저장하기 위해 지방이 만들어진다. 다이어트를 할 때 단백질을 보충해야 한다고 말하는 이유가 바로 이것이다. 근육이 생성되게 해 열을 사용함으로써 지방으로 축적되는 것을 막아야 한다는 얘기다.

: 찬 음식을 찾게 하는
가짜 열에 속지 마라

비만인 사람의 한 가지 특징은 따뜻한 것을 싫어하고 차가운 것을 좋아한다는 것이다. 음식은 물론이고 물조차도 미지근하거나 따뜻한 것은 싫어하고 얼음물을 좋아한다. 또 더위에 상당히 민감하게 반응하여 쉽게 땀을 흘리며 더위를 잘 참지 못한다.

이렇게 보면 체온이 높은 것으로 생각할 수 있을 것이다. 하지만 사실은 몸에 가짜 열이 가득 차 있기 때문에 열감을 느끼는 것이다. 가짜 열이란 몸속 지방분이 품고 있는 열을 말하는데, 이것은 사용되지 않고 저장만 되어 있기 때문에 체온을 높이는 데는 전혀 도움을 주지 않는다. 그런데 비록 창고 안에 있는 것이지만 열이 몸에 있기는 하니까 열기를 느껴 찬 음식을 찾는 것이다. 이런 일이 반복되면 어떤 결과가 될까? 찬 음식이 계속해서 들어오면 심부는 더 냉해질 수밖에 없다. 그래서 대사능력과 면역력이 떨어지고, 이는 혈액순환의 정체를 가져오게 된다. 이는 다시 저체온 상태를 강화하고 비만 역시 더욱 심해진다.

비만인 사람이 좋아하는 것이 또 있다. 아이스크림이나 탄산음료 같은 단것이다. 아이스크림이나 탄산음료 제품 대부분은 물을 제외하면 주성분이 설탕이다. 설탕의 해로운 섬이라면 어떤 것이 있을까? 아마도 많은 사람이 '충치'라고 답할 것이다. 하지만 최근 들어 속속 밝혀지고 있는 설탕의 치명적인 독성에 비한다면 충치 정도는 애교로 봐야 할 것이다. 25년간 대체요법을 연구해온 데이비드 윌리엄스 박사는 "설탕을 먹는 것은 천천히 자살하는 것이다"라는 유명한 말을 남겼다. 설탕은 과당과 포도당으로 분해되어 빠르게 소화되는데, 그중에서 문제가 되는 것은 과당이다. 과당은 즉시 지방으로 전환되어 비만을 부르기 쉽다. 더욱이 설탕에는 중독성도 있어서 자꾸만 찾게 되므로 비만이 촉진된다.

: 비만, 미용이 아니라
건강의 문제

날씬해지고 싶다는 욕망은 동서양, 남녀노소를 막론 하고 많은 이들의 소망이다. 그래서 세계적으로 다이어트 열풍이 식을 줄을 모르지만, 결과는 영 시원치 않다. 바로 비만의 메커니즘이 인간의 의지력을 넘어서기 때문이다.

하지만 이제 비만을 미용 측면에서만 바라봐서는 안 된다. 비만은 세계보건기구^{WHO}에서 '21세기 신종 전염병'으로 규정한 질병이다. 맥킨지연구소가 2014년에 보고한 바에 따르면 비만으로 인한 전 세계의 경제적 비용이 무려 2,200조 원을 넘어서는 것으로 나타났다. 비만은 주로 서구의 문제였으나 이제 우리나라도 예외가 아니다.

경제개발협력기구^{OECD}는 2012년 기준 우리나라의 과체중 및 비만 인구 비율이 31.8%라고 발표했다. 세 명 중 한 명꼴이다.

WHO의 규정 때문이 아니라도 비만은 생명을 다투는 질병으로 봐야 한다. 저체온을 고착화하기 때문이다. 비만은 몸에 가짜 열을 잔뜩 쌓아두기 때문에 체온이 상승할 기회를 막아버린다. 그래서 혈액순환 장애로 인한 수많은 질환을 유발한다.

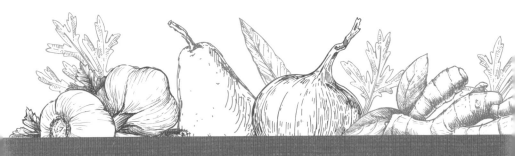

3장

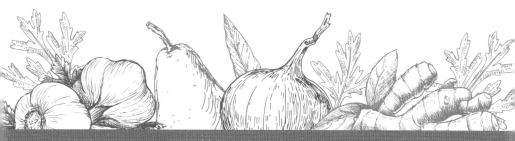

열이 나면
피가 맑아진다

체온을 올리면
혈액순환이 잘된다

누구나 건강하게 살기를 소망한다. 평균 수명이 늘어나 '100세 시대'가 되었다고 하지만 몸이 건강하여 하고 싶은 일을 마음껏 하지 못하고 병치레나 하면서 보내야 한다면 그다지 반길 일만은 아닐 것이다. 그래서 사람들은 가능한 한 좋은 음식을 먹고 운동도 열심히 한다.

그런데 그렇게 함으로써 건강을 지킬 수 있을까? 물론 어느 정도까지는 가능할 것이다. 하지만 가장 근본적으로 혈액을 맑고 깨끗하게 하지 않고서는 한계에 부딪힐 수밖에 없다. 탁한 피는 우리가 건강을 지키기 위해 하는 모든 노력을 소용없게 만들 수도 있다.

한국인 사망 원인 1위인 암을 비롯하여 고혈압, 당뇨, 뇌졸중 같은 큰 병들도 체온만 관리하면 이겨낼 수 있다. 체온을 올리면 혈액순환이 잘 되어 산소와 영양분이 몸 곳곳에 충분히 공급될 뿐 아니라 대사산물인 노폐물도 빠르게 배출되어 맑고 건강한 피를 유지할 수 있다. 또한 면역력도 높아져 외부 침입자에 맞서는 힘이 강해진다. 백 가지 병으로부터 멀어지는 가장 효과적인 방법은 몸을 따뜻하게 하는 것이다.

: 탁한 피는
왜 위험할까?

피가 탁해지면 순환장애가 일어나 여러 가지 혈관 질환을 앓게 된다. 그 대부분을 통틀어 심혈관 질환이라 하는데, 고혈압부터 시작하여 심장동맥 질환, 심장 기능 정지, 심근경색, 뇌경색, 뇌출혈, 말초동맥 질환, 동맥류 등등이 있다. 발생 부위와 양상에 따라 이름이 달라질 뿐 혈관이 좁아지거나 막혀 생기는 질병이라는 점에서는 모두 같다.

이들 질환의 주요 원인은 동맥경화로, 이는 혈관벽에 콜레스테롤이 쌓여 점차 굳어지면서 동맥이 유연성을 잃고 딱딱해지는 것(화석화)을 말한다. 증세가 더 심해지면 화석화된 혈관벽에서 작은 조각이 떨어져 나와 혈류를 타고 흐르다가 좁은 부위의 혈관을 막아버리기도 한다. 그중에서도 뇌로 가는 혈관이 막혔을 경우 뇌경색이 된다. 또 혈액을 정화하지 않을 경우 콜레스테롤이 계속해서 혈관 내벽에 쌓이므로 혈관이 점점 더 좁아진다. 그러면 혈압이 높아질 수밖에 없으며, 때로는 혈압을 이기지 못하고 약한 부위가 터지기도 한다. 이때 뇌로 가는 혈관이 터졌을 경우 뇌출혈이라고 한다.

탁한 피가 위험한 이유 중 또 하나가 어혈이다. 한의학에는 '기행氣行 하면 혈행血行하고, 기체氣滯하면 혈응血凝한다. 혈이 따뜻하게 되면 행하고 차게 되면 응고한다'는 말이 있다. 어혈은 기가 흐르지 않아 혈이 흐르지 않음으로써 푸딩처럼 엉긴 혈액 덩어리를 말한다. 어혈은 몸 어디에서든 나타날 수 있는데 심장 부위에 생기면 가슴이 답답하고 아프며, 입술이 파래진다. 위장 부위에 생기면 피를 토하거나 소변에 피가 나오며, 간 부위에 있으면 갈빗대 부위가 아프고, 자궁에 있으면 아랫배에 통증이 있고 생리불순·생리통 등이 나타난다.

이상의 몇 가지 예만 봐도 피가 오염되면 얼마나 치명적인지를 알 수 있을 것이다.

: 피가 맑으면
병이 없다

혈액은 우리 몸에 영양을 공급하고 쓰레기를 처리하는 아주 중요한 일을 한다. 심장, 위장, 뇌 등등의 장기뿐만 아니라 손가락 끝과 발가락 끝까지 온몸 구석구석을 돌면서 꼼꼼히 일한다. 심지어 손발톱이나 머리카락조차 혈액이 공급해주는 단백질을 먹고 자란다. 그러니 혈액이 없다면 우리 몸은 말 그대로 '올스톱' 상태가 되고 말 것이다. 이처럼 중요한 혈액이 건강한 상태로 우리 몸을 돌 수 있도록 각별히 신경을 써야 한다.

혈액이 건강해지려면 어떻게 해야 할까? 가장 중요한 것은 정상 체온을 유지하는 것이다. 이것은 언뜻 간단한 문제로 들리겠지만, 실상은 그렇지 않다. 현대인 90%가 저체온이라는 점에서도 알 수 있듯이 우리가 살아가는 환경은 체온을 낮추는 방향으로 흘러가고 있다. 활동량의 부족, 과식, 고열량·고지방의 음식, 과도한 스트레스 등이 그 이유다. 이러한 환경에 맞서서 체온을 높일 방법을 찾는 것이 피를 깨끗하게 하고 건강을 지키는 가장 확실한 길이다.

열이 나면
왜 피가 맑아질까?

몸이 아프면 대체로 식욕이 떨어
지고 열이 난다. 왜 그럴까? 병과 싸우기 위해 몸이 그렇게 반
응하기 때문이다. 음식을 먹으면 소화시키기 위해 에너지를 많
이 써야 하기에 체온이 떨어짐은 물론, 그 대사 과정에서 노폐
물이 생겨난다. 그래서 이를 막기 위해 식욕부진을 일으키는 것
이다. 그리고 열이 나는 것은 면역체계의 활동성을 높여 체내
노폐물을 태우기 위해서다. 여기에서 알 수 있듯이 열이 나면
몸속 노폐물이 연소되어 피가 맑아진다.

: 고열이
암세포를 없앤다

　면역학자 아보 도오루 박사는 《알기 쉬운 체온면역학》(2008, 중앙생활사)에서 다음과 같은 사례를 소개했다.

　'암으로 3개월밖에 살지 못한다는 선고를 받은 사람이 인플루엔자에 걸려 39도의 고열로 일주일 동안 앓았다고 한다. 암 때문에 체력이 저하된 상태라 다들 걱정했는데, 뜻밖의 일이 일어났다. 검사를 받아보니 암세포가 모두 없어진 것이다. 그 사람은 암이 전신에 퍼져 있었는데 간장, 전립선 그리고 뼈와 림프에까지 전이됐던 암이 싹 사라졌다.'

　또 일본 가나자와 대학교 암센터의 오카모토 하지메岡本肇 소장은 1960년대에 〈단독丹毒이나 면종面腫을 일으키면 전이된 암도 치료된다〉라는 논문을 발표했다. 단독과 면종은 둘 다 세균성 염증으로 고열을 동반하는 병인데, 말기 암 환자가 이 병을 앓고 난 뒤 암세포가 사멸한 사례를 보고한 것이다.

　이에 따라 몸에 열이 나게 하여 암세포를 치료할 수 있다는 주장이 설득력을 얻게 되었으며, 암 환자에게 체온을 높이는 데 중점을 두는 온열요법도 활발히 시행되고 있다.

: 열이 나면
혈액순환이 잘된다

열이 나면 우리 몸의 체온조절중추는 열을 식히기 위해 혈관을 확장시킨다. 더 많은 혈액이 몸을 돌면서 외부 온도와 접해 식혀지게 하기 위해서다. 혈관이 확장되면 혈행이 빨라져 영양분이 장기 곳곳으로 충분히 공급된다. 또한 노폐물의 수거도 더 원활하고 신속하게 이뤄지며 각 장기에서 효과적으로 처리되어 몸 밖으로 내보내진다. 이런 경로로 피가 맑고 건강해지는 것이다.

이처럼 체온이 높아 혈액순환이 잘 되면 체내의 신진대사가 원활하고 자연치유력이 충분히 발휘되므로 세균이나 질병이 쉽게 넘보지 못하는 몸이 된다. 그러므로 감기에 걸렸을 때 열이 난다고 해열제를 먹을 것이 아니라 몸이 잘 싸우고 있구나 하고 지켜봐 주어야 한다. 어느 정도 견딜 수 있는 수준이라면 반신욕이나 족욕을 함으로써 몸이 열을 내는 것을 도와주고 심신을 이완시키는 것도 좋은 방법이다. 몸을 데워 땀을 흘리면 축적된 피로 물질이 땀과 함께 배출되므로 혈액이 맑아진다. 그 외에도 일상생활에서 피를 맑게 하는 습관을 들이는 것이 좋다.

: 피를 맑게 하는
습관

1. 하루 한 번 반신욕을 한다

반신욕은 피로를 회복시키고 혈액순환을 촉진하는 효과가 있다. 따라서 혈전이 생기는 것을 방지하여 피를 맑게 하는 데 도움이 된다.

2. 숙면을 취한다

사람이 잠을 자는 동안에는 백혈구가 왕성하게 활동하면서 몸 안에 있는 혈전 유발 물질이나 균들을 제거한다. 따라서 잠을 푹 자는 것은 피를 맑게 하는 천연의 치료제다.

3. 스트레스를 해소한다

우리 몸은 스트레스를 받으면 아드레날린이라는 호르몬을 분비한다. 이 호르몬은 혈중의 포도당이나 콜레스테롤, 지방산을 증가시켜 동맥경화나 혈전 형성의 위험을 높인다.

4. 매일 가벼운 운동을 한다

운동을 하면 혈액순환이 촉진되고 체온이 올라간다. 체온이 올라가면 지방과 냉류를 비롯한 혈액 내 잉여물과 노폐물이 연소되면서 피가 깨끗해진다.

5. 담배를 피우지 않는다

담배가 피를 오염시키는 주된 이유는 담배 연기에 들어 있는 일산화탄소 때문이다. 일산화탄소는 헤모글로빈과 결합하는 힘이 산소의 250배나 되어 혈액 속의 헤모글로빈이 산소를 운반할 수 없게 한다. 그러면 몸에 산소가 부족해지고 신진대사에 지장이 초래된다.

6. '햇빛을 보며 걷기'는 혈압과 혈당치를 낮춘다

'햇빛을 보며 걷기'는 혈압과 혈당치, 혈중 콜레스테롤 수치를 낮추고 심폐기능을 높인다. 따로 운동할 시간을 내기 어렵다면 차를 타기보다 걷고, 에스컬레이터보다 계단을 이용하는 습관을 들인다.

7. 섬유질을 충분히 섭취한다

섬유질이 부족하면 변비에 걸리기 쉽다. 변비가 있으면 배변 시 힘을 주게 되므로 혈압이 오르기 쉽고, 배변이 원활하지 않아 몸에 독소가 잔존하게 된다.

암이 생기는 장기
vs. 암이 피해 가는 장기

우리 몸에는 암이 생기는 장기와 암이 피해 가는 장기가 있다. 그 이유를 정확히 안다면 암이 피해 가는 몸을 만드는 것도 어려운 일이 아닐 것이다.

암은 피부부터 골수까지 우리 몸 곳곳에서 생긴다. 그렇지만 유일하게 침투하지 못하는 곳이 있다. 바로 심장, 비장, 소장이다. 심장은 쉬지 않고 박동하면서 우리 몸 전체 열 생산량의 11%를 만들어낸다. 비장은 적혈구가 밀집되어 붉고 그 자체로 온도가 높으며, 소장 역시 음식물을 소화하기 위해 계속 연동운동을 하므로 40도 정도의 열을 발생시킨다. 이들의 특징은 바로 열이 많은 장기라는 것이다.

이에 비해 위나 식도, 폐, 대장, 자궁 등의 장기에서는 암이 잘 생긴다. 속이 빈 튜브 형태이거나 세포가 주변에만 있어 자체 온도가 낮기 때문이다. 갑상선이나 여성의 유방, 남성의 전립선도 암이 잘 생기는 기관인데 외부로 돌출되어 있어 체온이 낮기 때문이다.

: 암은
어떻게 발병하나?

암세포는 건강한 사람의 체내에서도 매일 수천 개씩 생겨난다. 암 바이러스가 될 수 있는 물질이 우리가 생활하는 환경 곳곳에 널려 있기 때문이다. 자외선과 방사선을 비롯하여 담배나 식품첨가물에도 들어 있고, 쓰레기 소각장의 연기나 디젤 엔진의 배기 가스 때문에 공기 중에도 발암물질이 있다. 이러한 물질들이 체내에 침투해 정상세포의 DNA에 자신의 RNA를 결합시키면 암세포가 되는 것이다.

하지만 이처럼 암이 발병하기 쉬운 환경에 살고 있음에도 모두가 암에 걸리지는 않는다. 그 이유는 앞서 살펴봤듯이 우리 몸의 면역체계가 수시로 몸속을 돌며 감시하면서 암세포를 찾아내 없애기 때문이다. 그런데 체온이 낮아 피가 탁해지면 암이 발병하기 좋은 조건이 된다. 우리 몸은 혈액 속 노폐물을 다 치워내지 못할 때 일단 한곳에 모아두는데, 여기에서 배출된 독소가 주변의 정상세포를 공격한다. 체온이 낮아 면역력이 떨어진 상태에서는 이런 공격을 당해내지 못해 암세포로 변하게 된다.

특히 암세포는 35도에서 가장 왕성하게 증식한다. 실제로 대부분 암 환자가 35도의 저체온 상태에 있다는 연구 결과도 있다. 암세포가 생존을 위해 네옵트린이라는 독성물질을 분비하여 체온조절중추를 교란시킴으로써 체온이 올라가지 않도록 하기 때문이다. 그러므로 몸을 차갑게 하는 것은 암세포에게 최고의 환경을 마련해주는 셈이 된다.

암이 무서운 이유는 두 가지다. 첫 번째는 무한정 증식한다는 점이다. 정상세포는 어느 숫자까지 늘어나면 증식을 멈춰 세포 수의 균형을 이루지만, 암세포는 한계가 없이 기하급수적으로 증식한다. 두 번째는 전이다. 우리 몸의 세포는 특정 조직 안에서만 분열한다. 예컨대 손가락 세포는 손가락을 만드는 데만 역할을 한다. 하지만 암세포는 혈액이나 림프액을 타고 온몸을 돌아다니면서 어느 곳에서든 분열하며 세력을 확장한다.

: 암세포의
사멸 온도 39.6도

이러한 까닭에 암은 오래도록 난치병으로 여겨져 왔는데, 암세포를 사멸시키는 온도에 대한 놀라운 사실이 밝혀졌다. 1978년, 일본 국립예방위생연구소(현 국립감염염증연구소)에서 자궁암세포를 추출해 정상세포와 생존 비교 실험을 했다. 32도에서 43도까지 온도 변화를 주어 두 세포를 관찰한 결과, 39.6도 이상에서 10일 정도 지나자 암세포가 대부분 사멸한 것으로 드러났다. 이때 정상세포는 손상을 입지 않았다. 즉, 체온을 높이면 몸속 암세포를 없앨 수 있다는 사실이 입증된 것이다.

고열이 암세포를 사멸시킨다는 주장은 이전에도 있었다. 1900년대 초 미국에서 단독을 앓고 난 말기 암 환자 38명 중 20명이 완치됐다는 사례가 있고, 1940년경 말라리아를 퇴치하자 암 환자가 나타나기 시작했다는 이탈리아 로마의 사례도 보고된 바 있다. 말라리아와 단독은 고열을 동반하는 병이다. 앞서 언급한 아보 도오루 박사의 소개 사례나 오카모토 하지메 교수의 논문에서도 고열이 암세포를 없앤나는 주장이 핵심이었다.

암세포가 열에 약한 이유는 크게 두 가지를 들 수 있다. 첫째, 암세포는 정상세포보다 기본적으로 1.5~2도 정도 높다는 점이다. 그런데다 암세포 단백질은 정상세포의 단백질보다 열에 약하다. 따라서 39.6도면 암세포에게는 41도가 넘어가는 온도가 되며 열에 약하기 때문에 더 견디지를 못하는 것이다. 둘째, 암세포는 정상세포에 비해 혈관이 적다는 점이다. 그래서 높은 온도가 되었을 때 산소량이 그에 맞춰 충분히 공급되지 못하므로 산소 결핍으로 죽게 된다.

〈일본온천협회〉의 다음과 같은 연구 결과도 주목할 만하다. "심부 체온 1도가 오르면 HSP^Heat Shock Protein(열충격 단백질)가 분비된다. 모세혈관, 유전자, 상처가 회복되고 근筋단백이 합성되고 엔도르핀, 도파민, 세로토닌이 활성화되어 해독 기능이 일어난다."

'열충격 단백질'이란 세포가 열이나 스트레스를 받았을 때

일시적으로 합성되는 단백질로 열충격으로부터 세포를 보호하는 역할을 한다. 그런데 열충격 단백질이 합성된 세포가 암세포를 만나면 놀라운 속도로 잡아먹는다는 사실이 밝혀졌다. 일본 삿포로의대 토리고에 토시히코鳥越俊修 준교수팀의 실험 결과, 39도의 온도에 두었던 세포는 35도에 두었던 세포보다 2배 이상의 열충격 단백질이 생성되었다. 이어서 그 세포들을 암세포 주위에 투입하는 실험을 했는데, 39도의 온도에 두었던 세포가 35도에 두었던 세포보다 3배 이상의 암세포 파괴 능력을 보여주었다.

체온을 올리면 암을 이길 수 있음을 보여주는 연구 결과다. 정상세포가 암세포로 바뀌지 않게 하려면 체온 36.5도를 유지하는 것이 중요하고, 발병한 암을 물리치려면 체온을 그 이상으로 높여 면역력을 키워야 한다.

당뇨는 추위에 대한
신체 반응이다

당뇨는 왜 추운 지역에서 더 잘 발생할까? 그리고 왜 여름보다 겨울에 당뇨 환자가 더 많아질까? 당뇨와 체온에 깊은 상관관계가 있는 것은 아닐까?

당은 에너지의 근원이다. 당분은 음식물을 통해 흡수되어 간과 근육, 지방 등에 저장되었다가 몸이 필요로 할 때 분해되어 혈액 속으로 들어와 필요한 곳으로 이동한다. 그런데 몸이 차가워 자율신경이 균형을 잃으면 당대사에 문제가 발생하게 된다. 즉, 당뇨 역시 근본적으로는 낮은 체온에서 출발한다.

체온 1도의 기적

: 당뇨병이 발생하는
메커니즘

당은 인체 세포의 주요한 에너지원이다. 우리 몸이 원활하게 대사 활동을 하려면 당을 이용해 에너지를 얻어야 하므로 혈액 속에 항상 일정량이 존재해야 한다. 그런데 저체온인 사람은 혈당치가 낮으며, 저혈당 상태에서는 에너지가 부족해질 수밖에 없다. 이때 보통 저혈당 상태에서 빨리 벗어나기 위해 사탕이나 초콜릿 같은 단 음식을 먹는다. 단것이 몸에 들어오면 대량의 인슐린이 분비되고, 급격한 고혈당에 이어 급격한 저혈당이 된다. 이는 자율신경계를 교란시켜 인슐린 분비 메커니즘에 이상을 초래한다.

인슐린은 췌장에서 분비되며 당의 대사 과정에 관여하는 호르몬으로 자율신경계의 부교감신경에 의해 조절된다. 음식을 먹으면 부교감신경이 작용하여 인슐린 분비를 늘려 당대사를 진행시킨다. 그런데 췌장의 인슐린 생산 기능에 문제가 있거나, 분비량이 부족하거나, 인슐린에 제대로 반응하지 못하는 인슐린 저항성이 있는 사람이 있다. 이처럼 인슐린이 부족할 경우 또는 인슐린에 반응하는 능력이 떨어질 경우 대사 이상이 일어난다. 실제로는 부족하지 않을 때조차 부족하다고 여겨 자율신경계가 의도적으로 혈당을 높이는 것이다. 그래서 혈액 내에 당 수치가 높아지고 소변에도 섞여 배출되는데, 이것이 당뇨병이다.

또 화를 내거나 흥분할 때도 혈당이 상승할 수 있다. 화를 내면 자율신경 계의 교감신경이 긴장되어 아드레날린이 분비되기 때문이다. **아드레날린은 위협에 반응하기 위한 호르몬이므로 산소와 포도당을 급히 공급하라고 뇌에 신호를 보낸다.** 그래서 음식물을 먹지 않아도 혈당이 상승하게 된다. 동시에 심장박동을 빠르게 하고 혈관을 수축시키므로 체온을 떨어뜨린다. 이에 따라 혈액 속에 과도하게 많아진 당은 혈액의 점도를 높여 신진대사에 문제를 일으킨다.

: 당은
피를 탁하게 만든다

당뇨는 여러 합병증 때문에 더 무서운 질병이다. 혈액 속에 남아도는 당이 혈액을 탁하게 해 합병증이 유발되는데, 머리끝부터 발끝까지 안심 지대는 어디에도 없다.

예를 들어 눈으로 가는 혈관을 막으면 당뇨병성 망막증을 일으키고, 심할 경우 시력 상실에 이를 수 있다. 신장으로 가는 혈관을 막으면 사구체에 이상이 생긴다. 사구체는 혈액을 걸러 소변을 만드는 중요한 기관인데, 이곳으로 오는 혈관이 막히면 염증이 생기고 만성신부전이 된다. 심각한 경우 인공 혈액을 투석받아야 한다. 투석을 받는다고 해도 자신의 몸이 원래 해내던 기능에는 미칠 수 없기에 혈액은 갈수록 더 탁해진다. 당뇨병성 족부병도 있다. 과도한 혈당으로 점도가 높아진 혈액 때문에 말초신경이 손상되어 일어나는 병이다. 신경이 손상되어 발의 감각이 둔해지며, 혈액순환 장애로 상처가 나도 아물지 않아 발이 썩어가기도 한다.

이처럼 무서운 질병인 당뇨병이 갈수록 늘어나고 있다. 〈세계당뇨병연맹〉에 따르면 현재 지구상의 당뇨병 환자는 3억 7,000만 명으로 전체 인구의 8.3%를 차지한다고 한다. 우리나라 역시 비슷한 비율인 8%가량이 당뇨를 앓고 있다. 50년 전 1%였던 수준에 비하면 현저히 증가한 수치다.

당뇨병 진단이 내려지면 인슐린 주사나 혈당 강하제, 그리고 운동과 식이요법을 병행하여 치료를 진행한다. 하지만 보다 근본적인 치료를 위해서는 몸을 따뜻하게 하는 것이 우선이다. 체온이 상승하면 체내 화학적 반응이 활발해져 인슐린 분비와 대사 작용도 제자리를 찾아갈 수 있다.

몸이 차면
혈관도 좁아진다

가는 튜브 속에 액체를 흘려보낸다고 할 때 물이 더 잘 흘러갈까, 아니면 꿀이 더 잘 흘러갈까? 당연히 물이 훨씬 더 빠르게 흘러간다. 그러므로 같은 양을 흘려보내야 한다면 더 끈끈한 쪽에 더 센 힘을 주어야 한다. 혈압이 높아지는 이유는 이와 같이 끈끈해진 혈액을 순환시키느라 심장이 더 센 힘을 주기 때문이다. 즉, 피가 탁해지기 때문이다.

: 혈압은 왜 높아질까?

간단하게 그림을 그려보기 위해 이번에는 물을 담은 풍선을 생각해보자. 말랑말랑한 풍선을 손으로 꽉 누르면 물이 뿜어져 나올 것이다. 풍선을 심장이라고 할 때 이렇게 물이 뿜어져 나오는 것을 심박출이라고 한다. 심장은 잠시도 쉬지 않고 오므렸다(수축) 폈다(이완) 하는 작용을 스스로 반복하며, 그 압력도 스스로 조절한다. 평상시에는 평온한 상태로 수축·이완 작용을 하지만, 몸에 보내야 하는 혈액의 양을 유지하기 위해서 더 센 압력이 필요하면 더 센 수축·이완 작용을 한다.

심장이 혈액을 내보낼 때의 압력이 바로 혈압이다. 정상적일 때 혈압은 120/80mmHg으로 보며, 그 범위를 벗어나 비정상적으로 높아질 때 고혈압이 된다. 여기서 정상 혈압 120/80mmHg이란 수축기 혈압이 120mmHg 미만, 확장기(이완기) 혈압이 80mmHg 미만일 때를 이야기한다. 참고로 고혈압은 140/90mmHg 이상, 저혈압은 90/60mmHg 이하를 말한다. 그리고 수축기 혈압이란 심장이 수축하여 동맥으로 혈액을 내보낼 때의 압력이고, 확장기 혈압이란 대동맥판이 닫히고 심장이 이완할 때의 압력이다.

그러므로 '혈압은 왜 높아질까' 하는 것은 곧 '혈관은 왜 좁아질까'와 같은 말이다. 혈관이 좁아지기 때문에 같은 양의 혈액을 내보내기 위해서 압력이 세지기 때문이다.

혈관이 좁아지는 가장 큰 이유는 저체온이다. 예를 들어 갑자기 추운 곳에 갔을 때 피부에 소름이 돋는 경험을 누구나 해봤을 것이다. 이는 우리 몸이 추위에 대응하기 위해 체열을 덜 뺏기고자 혈관을 수축시키는 반응이다. 심장에서 나온 혈액은 몸 곳곳을 도는 동안 피부 가까운 쪽을 거치면서 식혀진다. 심부에 있을 때는 더 뜨거웠지만 외부 온도에 접하면서 열을 뺏긴다. 체온조절중추가 심부의 체온을 조절할 때 혈관을 확장시키거나 수축시키는 방법을 사용하는 것이 이 때문이다. 그리고 저체온으로 혈관이 수축되면 혈액의 흐름이 느려져 탁한 피가 된다. 노폐물이 재빨리 제거되지 않고 군데군데 쌓이기 때문이다. 결론적으로, 혈압이 높아지는 이유는 체온이 낮아 혈관이 수축되고 혈액이 탁해지기 때문이라 할 수 있다.

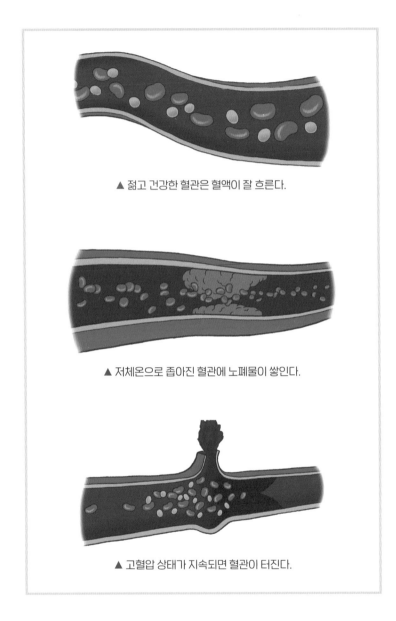

▲ 젊고 건강한 혈관은 혈액이 잘 흐른다.

▲ 저체온으로 좁아진 혈관에 노폐물이 쌓인다.

▲ 고혈압 상태가 지속되면 혈관이 터진다.

: 혈압이 높아지면
뭐가 나쁜 걸까?

혈압이 높은 상태가 지속된다는 것은 심장이 항상 센 힘을 들여야 한다는 것이다. 그리고 혈관들도 애초에 설계된 상태보다 지속적으로 큰 압력을 견뎌야 한다는 뜻이 된다. 얼른 생각해도 심장과 혈관의 피로도가 높아질 거라는 걸 알 수 있다. 거기에서 더 나아가, 고혈압 상태가 지속되면 우리 몸의 대부분 장기 부위가 계속 손상을 받게 된다.

우선, 혈압이 높다는 것은 혈액순환이 원활하지 못함을 나타낸다. 혈액순환이 원활하지 못하면 정체된 혈중 노폐물이 혈관벽에 서서히 들러붙는다. 그러면 갈수록 혈관은 더 좁아지고 압력은 더 높아지며, 혈관이 막히거나 약한 부위가 터지기도 한다. 이 때문에 중풍 같은 뇌혈관 질환 및 협심증 같은 심장 질환을 비롯하여 안과 질환, 신장 질환 등 혈관이 지나가는 어디에서도 병이 생길 수 있다. 예컨대 심장에 혈액을 공급하는 혈관 중 하나인 관상동맥이 좁아지거나 막히면 허혈성 심장질환이 일어난다. 허혈성이란 공급되는 혈액이 부족하다는 뜻이다. 또 심장 근육에 혈액이 충분히 공급되지 못하면 협심증이나 심근경색을 일으키며, 심지어 심장마비로 돌연사를 할 수도 있다.

물론 피는 몸에서 중요한 일을 해주는 고마운 존재다. 하지만 그것은 자기가 있어야 할 자리에서 자기 할 일을 제대로 해낼 때에 한해서다. 혈관이 막히거나 터져서 밖으로 나온 혈액은 아주 치명적이다. 심장은 우리가 죽지 않는 한 박동을 멈추지 않으므로 혈액이 계속해서 뿜어져 나온다. 혈관이 막히면 그 부위에 마비가 오고 통증이 발생하며, 신경을 압박하는 경우에는 신체 다른 기능에 장애를 발생시키는 것이다.

: 혈압약만이
해결책일까?

우리나라 고혈압 환자는 현재 700만 명을 훌쩍 넘어 인구 10명당 1명꼴로 집계되고 있다. 이들은 매일 혈압약을 먹으면서 수시로 혈압을 체크하고 수치에 대한 강박증을 느끼며 살아간다. 하지만 필자는 현재 정상 혈압이라고 제시되는 기준이 과연 타당한가에 대해 의문을 제기하고 싶다. 의료계에서도 이에 대해 논란이 지속되고 있다.

필자는 고혈압 환자가 점점 늘어나는 가장 큰 이유가 고혈압을 진단하는 '절대수치'의 폭이 점점 커지고, 의사들이 그 수치에만 의존해 진단을 내리기 때문이라고 본다. 이에 따르면 50대 이후부터는 모든 사람이 혈압약을 먹어야 한다는 결론이 나온다.

혈압은 자율신경계가 관장하는 영역이다. 연령이나 생활습관, 음식의 내용 등 주변 상황에 따라 오르내리면서 인체의 항상성을 유지시켜준다. 지역과 인종 등 사람마다 살아가는 환경이 다르기 때문에 적정한 혈압의 범위도 저마다 다를 수밖에 없다. 그럼에도 현대 의학에서는 절대수치를 정해놓고 이를 벗어나면 고혈압 환자로 분류해 강제로 혈압을 낮추도록 약을 처방한다.

문제는 그 수치를 유지하기 위해서는 약을 계속 먹어야 한다는 것이다. 당연히 자율신경계가 혼란을 느낄 수밖에 없고, 혈압을 조절하는 능력을 점차 상실할 수밖에 없다. 그래서 필자는 '혈압약을 끊어야 고혈압이 낫는다'고 강력히 주장해왔다. 암과 당뇨가 그랬듯이 고혈압도 마찬가지다. 잘못된 식습관과 운동 부족이 오랜 시간 누적되어 나타나지만, 한편으로는 인체가 스트레스 상황에 대처하는 자연스러운 방편이기도 하다는 뜻이다. 혈압의 경우 교감신경의 긴장에 주목해야 한다. 교감신경이 긴장하면 혈관이 수축되므로, 같은 양의 혈액을 공급하기 위해서 입력이 높아진 것이다. 이럴 때, 교감신경이 왜 긴장했는가를 따지지 않고 인위적으로 혈압을 내리면 어떤 일이 일어나겠는가. 당장의 수치는 정상으로 돌려났지만 원인은 제거되지 않았으므로, 이 임시방편의 쳇바퀴는 사는 동안 계속해서 돌려야만 한다.

: 약보다는
몸을 믿어라

고혈압을 대할 때 우리가 중점을 두어야 하는 사실은, 혈압이 올라야 할 이유가 있다고 몸이 판단했다는 점이다. 스트레스가 심해서건, 순간적으로 화가 치밀어서건, 무절제한 식습관 때문이건 간에 압력을 높이지 않으면 각 장부가 필요로 하는 혈액을 제대로 공급하지 못하리라고 몸이 판단했다는 얘기다. 그런데도 교과서적인 수치에 벗어난다고 하여 약물을 써서 강제로 내렸다가는 더 엄청난 뒷감당을 해야 한다. 뇌로 가는 혈액이 부족해질 수도 있고, 몸 어느 곳 말초신경까지 혈액이 도달하지 못하는 일이 발생할 수도 있기 때문이다.

고혈압은 인체가 저체온과 탁한 피에 맞서 항상성을 유지하고자 하는 증상일 뿐이다. 증상만 없애고자 할 것이 아니라 근본적인 문제를 개선하면 나머지는 우리 몸이 저절로 알아서 한다. 우리 몸은 스스로 병을 고치는 힘을 가지고 있는 만큼, 그 자연치유력을 일깨우는 것에서 모든 질병의 치유가 시작된다는 점을 잊지 말아야 한다.

뇌졸중의 원인은
차디찬 하반신

겨울이 되면 뇌졸중 환자가 눈에 띄게 증가한다. 추운 날씨 때문이다. 체온이 떨어지면 혈관이 급격히 수축하는데, 심장에서는 그 좁아진 혈관으로 같은 양의 혈액을 보내야 하므로 압력을 높이게 된다. 이에 따라 갑자기 혈압이 상승하며, 그 충격으로 혈관에 손상이 올 수 있다.

이때 뇌로 가는 혈관에 이상이 생겨 뇌조직의 일부가 손상되는 증상을 뇌졸중이라 한다. 뇌는 보통 체중의 2%밖에 차지하지 않지만 인체 에너지의 20%를 사용할 정도로 많은 일을 하는 기관이다. 정신 작용만이 아니라 우리 몸 각 부위를 관장하는 중추로서의 역할을 하므로 뇌에 이상이 오면 몸의 어느 부위가 마비되거나 인지장애, 언어장애 등 심각한 장애가 나타나기도 한다.

: 하반신의 저체온이
뇌졸중을 부른다

뇌졸중은 흔히 중풍이라고도 부르며, 크게 두 가지를 가리킨다. 뇌경색과 뇌출혈이다. 근래에 우리나라에서는 뇌경색 환자가 80% 이상을 차지하는 것으로 알려져 있다.

뇌경색은 뇌에 혈액을 공급하는 혈관의 일부가 혈전 등에 의해 막혀 뇌조직에 손상이 오는 것을 말한다. 뇌혈관이 막히면 평소 그곳을 통해 혈액을 공급받던 뇌조직 부분이 허혈성 손상에 빠진다. 허혈성이란 혈액이 부족하다는 뜻으로, 혈액 공급이 빠른 시간 안에 재개되지 않으면 그 부분의 세포가 손상을 입는다. 무서운 것은 이렇게 손상된 세포는 되살릴 수 없다는 것이다.

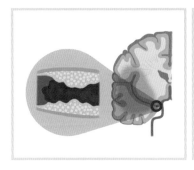 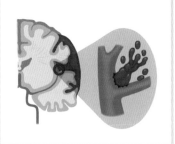

▲ 뇌경색   ▲ 뇌출혈

뇌출혈은 뇌로 가는 혈관의 어느 부위가 터져 출혈이 일어남으로써 뇌조직이 손상되는 것을 말한다(특히 두개골 안에서 일어난 출혈일 경우 뇌일혈이라 한다). 이를 출혈성 뇌졸중이라 하며 뇌 안에 피가 고임으로써 뇌의 손상이 일어난다.

이처럼 뇌로 혈액을 공급하는 혈관이 막히거나 터지면 해당 뇌조직에서 담당하던 우리 몸의 기능에 장애가 발생한다. 두통, 의식장애, 반신마비, 반신감각장애, 언어장애(실어증), 운동실조, 연하장애, 어지럼증 등이 나타나고 심한 경우 치매 또는 식물인간 상태가 되기도 한다.

이와 같이 무시무시한 결과를 낳는 뇌졸중은 저체온, 특히 하반신의 냉증이 주범이다. 뇌졸중은 갑자기 추위에 노출됐거나 기운이 쇠해졌거나 스트레스가 심하거나 급격히 살이 쪘을 때 발생하기 쉽다. 그리고 특히 혈관과 관련된 질병을 앓고 있을 때 그 합병증으로 오는 경우가 많다.

그중에서도 고혈압과 특히 깊은 관계가 있다. 노화로 하반신 근육이 약해졌을 때 하반신에 모여 있던 혈액이 상반신으로 이동해도 고혈압이 발생하는데, 이렇게 이동한 혈액이 몸의 최상부인 뇌에 모여 터진 상태가 바로 뇌출혈이다. 운동량이 적어지거나 하반신에 있어야 할 열기나 혈액이 냉기 때문에 상반신으로 올라가, 뇌에 피가 가득 차서 발병하는 것이다.

: 몸이 따뜻하면 뇌졸중이 피해 간다

뇌졸중은 단일 질환으로 한국인 사망 원인 1위를 차지하며, 인구 고령화와 만성 질환자의 증가로 환자 수가 해마다 늘고 있다. 정부 통계자료에 의하면 우리나라에서 1년에 약 24만 명이 각종 질병으로 사망한다. 그중에서 각종 암으로 6만 명, 뇌졸중(중풍)으로 4만 명, 심장 질환으로 2만 명이 사망하는 것으로 되어 있다. 중풍과 심장병은 부위만 다를 뿐 둘 다 혈관이 막히거나 터져서 생기는 혈관 질환이란 점에서 뿌리가 같다. 24만 명 중 12만 명이니 결국 한국인 2명 중 1명은 암 아니면 혈관 질환으로 숨을 거둔다는 뜻이다.

뇌졸중도 냉기 때문에 발생하는 질병이므로 체온 관리에 주력해야 한다. 따뜻한 지역일수록 뇌졸중이 적고 장수하는 사람이 많은데, 온화한 기후의 영향은 물론이고 야외에서 운동 등의 활동을 충분히 할 수 있기 때문이다. 이에 비해 추운 지역에서는 실내에 있는 시간이 긴 데다 몸을 잔뜩 웅크리고 있고, 볕을 쬐는 시간도 적어 에너지가 충분치 않다. 불시에 닥칠 수 있는 뇌졸중이라는 병마를 피하려면 체온을 정상으로 유지하고, 특히 하반신을 따뜻하게 해야 한다. 그래야만 열이 위로 올라가면서 전신의 순환이 더욱 촉진되기 때문이다.

미국 질병예방센터(CDC)가 제시한 뇌졸중의 전조 증상

- 갑자기 한쪽 얼굴과 한쪽 팔, 한쪽 다리에 힘이 없어지고 마비가 온다.
- 갑자기 말하기 어려워지고 사물에 대한 이해력이 없어지고 혼동이 온다.
- 갑자기 한쪽 눈의 시력이 약해진다.
- 갑자기 걷기가 힘이 들고 어지럼증도 생기며 신체의 평형을 유지하기 어려워진다.
- 갑자기 이유 없이 심한 두통이 발생한다.

상하로 골고루
열을 순환시켜라

　　사실 우리가 체중, 혈압, 혈당은 수시로 재고 관리하지만 체온 측정은 잘 하지 않는다. 체온도 자주 측정해서 관리하는 습관이 중요하다. 특히 겨울철에는 외부 날씨로 체온의 변화가 심하기 때문에 체온을 자주 체크해서 저체온증을 대비해야 한다.

　　체온이 떨어지지 않도록 하려면, 온몸 구석구석 열을 잘 순환시키는 게 가장 중요하다! 그런데 사람 몸이 보일러도 아니고, 구석구석 열을 어떻게 순환시키면 좋을까? 떨어지는 체온을 막고, 체온과 면역력을 높이기 위해서는 몸속에서 웅크리고 있는 세포를 깨워서 활발하게 움직이게 해야 한다.

: 머리는 차갑게, 발은 따뜻하게

겨울만 되면 '손발이 차갑고 시리다'고 말하는 분들이 많다. 냉증은 풍토병이라고 할 만큼 한국인에게 흔한 질병이다. 손과 발은 심장으로부터 상대적으로 먼 부위에 있기 때문에 전반적으로 체온이 떨어지면 혈액을 공급받는데 불리할 수밖에 없다. 심장의 열은 말초혈관을 타고 손발로 이동하는 과정에서 식기 때문에 손이 따뜻하면 심부열, 즉 우리 몸속의 체온이 높다고 볼 수 있다. 반대로 우리 몸속의 체온이 낮거나 추운 겨울철에 혈관 수축으로 인해 손발에 전달되는 혈류속도가 느려지면 심장에서 멀리 떨어져 있는 팔과 다리에 혈액순환 장애가 발생해서 손발이 차가워지는 증상이 나타난다. 그래서 체온이 떨어지면 혈관이 수축되기 때문에 손끝 발끝의 말초 혈관까지 혈액이 충분히 도달하지 못해 수족냉증이 오는 것이다.

물고기는 병이 나면 따뜻한 물로 가서 휴식을 취하고, 도마 뱀은 몸이 아프면 본능적으로 햇볕에서 휴식을 취한다. 사람은 어떻게 해야 할까? 인체는 스스로 발열도 일으키지만 외부의 열을 이용하면 좋다. **체온을 올리려면 발의 체온을 올려서 몸속 열을 제대로 순환시켜야 한다.**

발의 체온이 특히 중요한 이유는 발은 양말을 신어도, 땅에 바로 닿아있기 때문에 냉기와 계속 싸워야 되는 곳이기 때문이다. 또한 하반신의 혈액을 심장으로 되돌려 보내야 하는데 겨울이 되어 외부 온도가 떨어지거나 몸이 냉해지면 체열을 만들어 내는 능력이 떨어져서 냉증에 심각한 영향을 미친다. 말초 혈관까지 혈액순환이 잘되도록 하려면 열의 순환이 무엇보다 중요하다.

가장 건강한 몸의 상태는 '머리는 차갑게 발을 뜨겁게' 유지하는 것이다. 건강한 몸은 위쪽의 뜨거운 기운을 아래로 내려 보내서 복부와 손발을 따뜻하게 해주고, 차가운 기운은 위로 보내서 가슴과 머리를 서늘하고 맑게 만든다. 그래서 몸속 열을 순환시켜서 머리는 차고, 발은 따뜻한 상태가 되어야 신진대사가 원활하고 손발에 혈액이 충분히 공급돼 냉증을 막을 수 있다.

혈액도 잘 흘러야 건강한 것처럼 체온을 지키기 위한 핵심도 열의 순환이다.

열의 순환 장애로 위가 따뜻하고 아래가 차가운 상열하한上熱下寒의 병적인 상태가 지속되면 장기 기능이 저하되고 이는 곧 면역력이 떨어지는 원인이 된다. 차가운 기운은 올려주고 뜨거운 기운은 내려줘서 체온을 유지하도록 하는 방법은 다음 장에서 상세히 다루도록 하겠다.

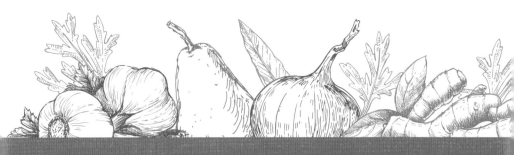

4장

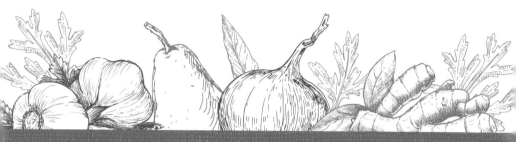

'체온 1도의 기적',
열로 몸을 살린 사람들

따뜻한 몸,
맑은 피로 자연치유력을 높인다

내가 출연했던 MBN 〈엄지의 제왕〉 '체온 1도의 기적' 편에서는 네 명의 출연자가 체온 올리기 프로젝트에 참가하여 놀라운 기적을 보여주었다. 이들은 3주 만에 평균 2도 안팎의 체온 상승을 이뤘으며 췌장암, 다한증, 불면증, 수족냉증과 생리통 등 그간 삶을 지치게 했던 고통이 현저히 줄었다고 소감을 밝혔다. 모든 사람에게는 자신 안에 의사가 있다는 사실을 직접 보여준 것이다.

자연치유력을 높이는 가장 현명한 방법은 체온을 올리는 것이다. 저체온 상태에 있던 몸이 깨어나면서 생명력을 회복하는 과정을 생생하게 보여준 것이 〈엄지의 제왕〉 '체온 1도의 기적'이다.

이 프로젝트에는 네 명의 참가자가 함께했다. 김○○(65세) 씨는 췌장암 4기였는데 암이 간까지 전이된 상태로 체력이 많이 소진된 상태였다. 이○○(65세) 씨는 극심한 불면증과 우울증으로 고통받고 있었으며, 어깨결림이 심해서 팔을 들지 못할 정도였다. 임○○(66세) 씨는 심한 다한증으로 일상생활에서도 땀을 많이 흘려 불편을 겪었고, 편두통과 손발저림도 심해서 잠을 깊이 자지 못했다. 그리고 마지막으로 최○(26세) 씨는 겨울이면 악수를 할 수가 없을 정도로 심한 수족냉증을 겪고 있었으며 생리통과 소화불량도 심했다.

각 참가자는 3주 동안 체온을 올리는 데 집중하면서 매일 체온을 측정하여 기록했다. 체온을 올려주는 식사와 족욕, 찜질을 매일 했고 침, 뜸, 한약을 처방받았다. 프로젝트 시작 당시 가장 체온이 낮았던 참가자는 무려 34도까지 떨어져 있었고, 가장 높은 체온이 35.3도로 네 명 모두 저체온이었다. 프로젝트 마무리 시점에는 모두 36도 이상을 기록해 1도 이상의 체온 상승에 성공했다. 그리고 오래도록 고통받아왔던 통증에서 해방되었다. 그들은 한목소리로 말했다.

"이것은 기적이예요!"

프로젝트 참가자 외에 실제 치료 사례도 소개했다. 고혈압 환자 세 명과 당뇨병 환자 세 명인데, 이들에게는 중대한 공통점이 있었다. 하나는 모두가 오랜 기간 약을 복용해왔다는 것이고, 다른 하나는 몸이 차서 순환장애를 겪고 있다는 것이었다. 그래서 체온을 올리고 탁한 피를 정화하는 데 집중했다. 통상 병원에서 하는 혈압을 내린다든가 당 수치를 떨어뜨리기 위해 인위적인 약물을 사용하지 않았다. 그럼에도 이들은 몇 개월 만에 모두 고혈압과 당뇨를 떨쳐냈으며, 약을 먹지 않아도 건강을 유지할 수 있다는 자신감을 회복했다.

이들이 보여준 기적처럼, 우리 몸의 체온을 1도만 높여도 병원 갈 일이 없어진다. 면역력이 크게 높아지면 대상포진이나 아토피를 비롯하여 암, 고혈압, 당뇨, 고지혈증, 류머티즘, 비만, 우울증 등 현대인을 위협하는 여러 질병을 몸 자체가 스스로 회복한다. 즉, 우리 몸이 날 때부터 품고 있는 '기적의 힘'을 확실히 발휘하게 된다.

췌장암 4기에
체온 상승으로 일어서다

김○○(65세, 여): 췌장암 4기, 간암, 당뇨, 소화불량, 변비

	시작	1주차	2주차	3주차(최종)
체온(℃)	34.5	35.2	35.6	36.0

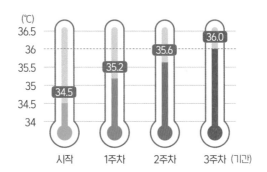

"처음 병원에 간 이유는 체중이 갑자기 줄었기 때문이에요. 몸에 힘도 없고, 제대로 걷지도 못할 정도였어요."

김○○ 씨는 체중이 급격히 감소하여 병원에 갔다가 당뇨 진단을 받았고, 이후 암 진단까지 추가된 경우다. 의사는 췌장암 4기에 암세포가 간까지 전이됐다는 진단 결과를 전하면서 체력이 받쳐주지 못해 수술도 못 한다고 했다.

"의사 선생님이 집에 돌아가 맛있는 것 실컷 먹고, 가고 싶던 곳 돌아다니면서 지내라고 하더군요."

한마디로 남은 시간이 별로 없으니 그간 하지 못한 일을 하라는 선고였다. 하늘이 무너져 내리는 듯한 기분이었다.

실제로 김 씨는 몸에 힘이 없어서 한 번에 다섯 걸음도 떼지 못하고 주저앉곤 했다. 집안일을 할 수도 없었고 먼 곳에 외출을 할 수도 없었다. 또 하나 힘든 문제는 변비였는데 일주일 정도 변을 못 보는 게 보통이었다. 무슨 방법을 안 써봤겠느냐고 말할 정도로 온갖 노력을 기울였으나 소용이 없었다.

프로젝트를 진행하면서 처음에는 이분을 선정하는 데 걱정이 있었다. 워낙 체력이 바닥난 상태였기 때문이다. 그렇지만 체온을 올림으로써 나아질 것이라는 믿음이 있었다. 면담을 하면서 그런 의견을 전달했더니 본인이 열심히 하겠다고, '죽지 않겠다'고까지 말하며 적극적으로 열의를 보였다.

암 환자들이야말로 체온 관리가 너무나 중요하다. 건강한 사람의 몸에도 매일 약 5,000개의 암세포가 만들어진다. 하지만 인간은 선천적으로 암세포를 제거하는 면역력을 가지고 태어난다. 그런데 체온이 낮아지면 면역력이 떨어져서 암에 걸릴 확률이 높아지는 것이다. 또 이미 암에 걸린 경우, 암세포가 네옵트린이라는 독성물질을 분비하여 체온을 떨어뜨린다. 암세포 자신이 뜨거운 것을 싫어하기 때문이다.

김 씨는 첫날부터 모든 일정을 규칙적으로 소화했다. 배 찜질과 족욕이 중심이었다. 잠깐 외출했을 때를 제외하면 찜질팩을 늘 옆에 두다시피 하면서 배를 중심으로 찜질을 열심히 했다. 외출에서 돌아오면 집에 들어서자마자 배 찜질을 하며 피로를 풀었다.

"전에는 평소 피로를 자주 느꼈지만 찜질을 하고부터는 피로가 금방 회복되는 것을 느꼈어요. 또 전 같으면 운동 나가서 5분 정도 걸으면 쉬어야 했고 걸음도 느렸는데, 요새는 걸음도 빨라지고 1시간 정도를 안 쉬고 걸을 수 있게 됐어요."

또 오후 9시 30분에 알람을 맞춰놓고 매일 30분간 족욕을 했다. 그리고 10시면 잠자리에 드는 규칙적인 생활을 했다.

"처음에는 땀도 안 나고 피곤하기만 하더라고요. 그런데 계속할수록 개운함이 느껴지면서 3~4일 만에 불면증이 사라졌어요. 족욕을 할수록 체온이 발부터 위로 쭈욱 타고 올라오는 느낌이 들더라고요."

그 덕분에 깊은 잠을 잘 수 있어서 한결 더 좋았다는 김 씨는 가장 좋았던 일로 변비가 해결된 점을 들었다.

"이건 정말 안 당해본 사람은 몰라요. 요즘은 매일매일 화장실을 갈 정도로 변비 증상이 아예 사라졌어요. 정말 날아갈 것 같다니까요. 또 몸이 차갑다 보니까 항상 소화가 잘 안 되고 자주 체했는데 지금은 소화가 잘 되는 느낌이 들어요. 체하는 일도 없어졌고요."

처음 34.5도에서 출발해 36도까지 체온을 올린 김 씨는 병을 치료하려면 체온을 높이는 길밖에 없다는 깨달음을 얻었다며 체온의 중요성을 몇 번이나 강조했다.

우울증을 극복하고
삶의 의지와 웃음을 되찾다

이○○(65세, 여): 우울증, 불면증, 무기력증, 어깨결림, 단순포진

	시작	1주차	2주차	3주차(최종)
체온(℃)	34.9	34.5	35.8	36.3

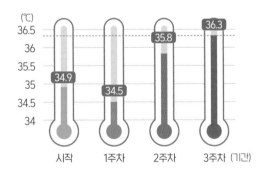

"우울증에 불면증으로 너무나 힘들었어요. 보통 자기 전에 두 시간 정도는 뒤척이는데, 아무리 애를 써도 잠을 잘 수 없을 때는 안 좋은 생각이 절로 들거든요. 잠을 잘 못 자니까 일상생활을 하는 데도 지장을 받고, 우울증도 더 심해지고 악순환이 계속됐어요."

이○○ 씨는 심각한 우울증에 불면증까지 심해서 매사에 의욕이 없고 부정적이었다. 수면제를 먹고도 잠을 잘 수 없어 밤새 뒤척이느라 심할 때는 극단적인 생각까지 했다고 고백한다.

"긴장을 많이 해서 그런지 평소 신경이 날카롭고, 자세도 경직되어서 어깨도 심하게 결렸어요. 편두통도 엄청나게 심했죠."

이 씨의 처음 체온은 34.9도로 역시나 저체온 상태였다. 이 때문에 소화기관이 제대로 기능하지 못해 소화장애가 일상이 되었고, 저체온이 장기화되어 어깨결림까지 심하게 나타났다. 이 씨가 고통받았던 불면증도 저체온과 관계가 있다. 잠을 잘 자지 못하는 사람은 대개 아랫배와 발이 찬데, 이 씨가 그러한 상태였다. 손발이 차고 머리는 뜨거운 상태로, 머리에 피가 몰려 뇌신경이 쉬지를 못했다.

가장 큰 문제인 우울증도 저체온에서 비롯한 질병이다. 우울증은 마음의 감기, 심하면 마음의 지진이라고도 한다. 마음과 몸은 서로에게 직접적인 영향을 미친다. 우울증은 마음이 차가워졌다는 의미로 이는 몸을 차갑게 하며, 몸이 차가울 때 역시 마음이 차기워지도록 영향을 미친다. 마음이 차면 교감신경이 우위가 되어 혈관이 수축하므로, 이 상태가 지속되면 순환장애가 일어나 저체온이 되는 것이다. 저체온은 몸을 웅크러들게 하므로 마음도 가라앉기 마련이며, 이로써 우울증과 저체온이 서로를 더욱 강화하게 된다.

실제 우울증과 체온에 대한 유명한 연구 결과가 있다. 미국 정신과 의사인 C. 밀러바일 박사는 18년에 걸쳐 4,000명이 넘는 정신 질환자를 추적 조사했는데, 그중 자살한 환자들의 체온이 하나같이 평균보다 낮았다고 한다. 차가운 몸에는 에너지가 부족하므로 심적인 중압감을 이겨내는 힘도 남들에 비해 떨어지는 것이다. 핀란드나 스웨덴, 리투아니아 같은 추운 나라들에서는 자살률이 높은 데 비해 이탈리아나 브라질처럼 더운 나라의 자살률은 낮다는 통계도 온도와 우울증이 깊은 상관관계가 있음을 잘 보여준다.

이 씨는 배 찜질과 족욕으로 체온을 1.4도 올려 3주차에는 36.3도까지 이르렀다. 온갖 통증과 우울증에 짓눌려 늘 찡그리며 살았다는 이 씨는 이렇게 말했다.

"요가 동작 중에서 양팔을 머리 위로 뻗는 게 있는데 전에는 이걸 못 했어요. 오른팔을 왼손으로 붙잡아 끌어 올려야만 겨우겨우 올라갈 정도였어요. 그런데 찜질과 족욕을 열심히 했더니 3일 만에 이 동작이 되는 거예요. 정말 놀라웠어요. 지금은 불면증과 우울증 약을 하루 네 번 복용에서 절반으로 줄였어요. 그런데도 마음이 편안해요."

어깨결림과 소화장애는 물론 우울증과 불면증까지 체온 1도로 한꺼번에 잡아가고 있다는 이 씨는 웃음과 함께 삶의 의욕도 회복했다. 그런데 만약 이번 프로젝트에 참가하지 않고 저체온 상태가 계속됐다면 이 씨는 암이 발병했을 확률이 높다. 체온이 34.9도로 암세포가 가장 잘 번식하는 온도였기 때문이다.

남 모르는 고통 다한증,
체온 상승이 해법이었다

임○○(66세, 여): 다한증, 편두통, 손발저림

	시작	1주차	2주차	3주차(최종)
체온(℃)	34	35.6	36.0	36.2

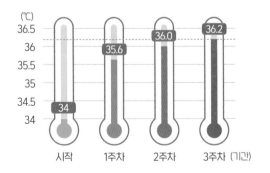

임○○ 씨는 고질병이 된 다한증과 편두통, 손발 저림으로 고생하고 있었다. 특히 다한증은 실제 경험해보지 않은 사람들은 별것 아닌 것으로 여기기 십상이지만 당사자들에게는 엄청난 고통을 안겨준다. 땀냄새에 신경 쓰느라 스스로 위축되어 남들 앞에 나서길 주저하게 되므로 자신감이 없는 사람으로 비치기도 하는 등 사회생활을 하는 데 지장을 겪기도 한다.

"하루에도 옷을 몇 번씩이나 갈아입어야 할 정도로 땀을 많이 흘렸어요. 평상시에도 땀이 그냥 뚝뚝 떨어졌고, 밥을 먹을 때도 이마에 금세 땀이 맺히곤 했어요."

다한증은 보통사람에 비해 3배에서 많게는 6배까지 땀을 흘리는 증세로, 체온 조절이라는 본래 목적과 무관하게 수시로 땀이 난다는 것이 특징이다. 특별한 원인이 없는 일차성(원발성) 다한증과 특정 원인이 있는 이차성(속발성) 다한증으로 분류하기도 한다.

일차성 다한증은 손발이나 얼굴, 겨드랑이 등에 과도하게 땀이 나는 증상을 보인다. 대부분 스트레스 같은 정신적 자극에 자율신경계가 과도하게 반응하여 일어난다. 이차성 다한증은 특정 원인이 있는 경우다. 예를 들어 신경 질환이나 갑상선 기능 항진증, 비만, 내분비 질환, 폐경 후유증, 전립선암, 호르몬

치료 시의 부작용 등이다. 이때는 그 원인 질환을 치료함으로써 개선할 수 있다.

다한증에 대해서는 열이 많아서 생기는 병으로 오해하는 사람이 많다. 주변 사람뿐 아니라 환자 자신도 그렇게 생각해서 열을 식히려고 노력하는 경우가 흔하다. 하지만 **다한증은 열증이 아니라 냉증의 대표적인 예다.** 본래 땀은 운동이나 노동을 했을 때 상승한 체열을 식히기 위해 배출되는 것이다. 그런데 식사를 하거나 조금만 움직여도 비 오듯 땀을 흘린다는 것은 체내에 수분이 많기 때문이라고 할 수 있다. 비를 맞으면 몸이 차가워지듯 여분의 수분은 몸을 차게 한다. 따라서 몸에 수분이 많은 사람은 냉증으로 간주해도 좋다.

다한증 환자들을 대상으로 한 연구에서 수술 전 적외선 체열 검사를 한 결과 96%가 저체온증으로 밝혀진 사례도 있다. 임씨 역시 저체온으로, 네 참가자 중에서 가장 낮은 34도였다. 저체온인데도 땀이 많이 난다는 것은 체온조절중추에 기준 온도가 잘못 설정되어 있다는 뜻이다. 즉, 정상 체온인 36.5도보다 낮은 온도가 입력되어 있어서 체내 온도를 자꾸 낮추려고 하는 것이다.

임 씨는 매일 아침 저녁으로 20분 이상 족욕을 하고 수시로 배 찜질을 하여 3주 만에 체온을 36.2도까지 올렸다. 촬영 영상으로 비교를 해보니 이마에서 나는 땀의 양이 현저히 달라졌다.

"땀이 많이 줄었어요. 그리고 땀이 나도 이전처럼 끈적이지 않고요. 또 전에는 팔베개를 잠시도 못 할 정도로 팔이 저리고, 다리가 저려서 잠을 깊이 잘 수가 없었는데 이 문제들이 다 해결됐어요. 잠도 깊이 잘 수 있어서 얼마나 좋은지 몰라요."

임 씨는 자율신경계의 이상으로 발생하는 질병을 체온을 올려줌으로써 개선할 수 있음을 확실히 보여주었다.

수족냉증에서
3주 만에 해방되다

최O(26세, 여): 수족냉증, 생리통, 아토피, 불면증, 소화불량

	시작	1주차	2주차	3주차(최종)
체온(℃)	35.3	35.7	35.9	36.4

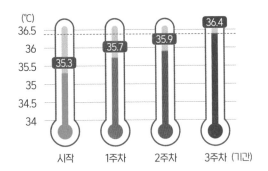

체온 1도의 기적

"계절을 불문하고 손발이 항상 차가웠어요. 특히 겨울에는 악수를 못 할 정도로 냉증이 심해지고 통증도 있었어요. 집에서도 늘 양말을 신고 지내야 했죠."

최○ 씨에게 가장 큰 고민은 수족냉증이었다. 이와 함께 불면증과 심한 생리통, 아토피 피부염도 겪었다.

수족냉증은 혈액순환 장애가 원인으로, 손과 발가락 끝이 붉은색으로 변하거나 창백해지면서 저리는 증상이다. 남성보다 여성에게 2배 이상 많은 것으로 보고되고 있는데, 여성이 남성보다 근육이 약해 체온을 생산하는 데 불리하다는 것이 한 가지 이유다. 특히 출산 직후 여성이나 40대 이상 중년 여성들에게 많이 나타난다. 여성은 생애에 걸쳐 생리나 임신, 출산, 폐경을 거치는데 이 과정에서 호르몬의 변화가 심하게 나타나 자율신경의 조절 기능이 훼손될 수 있다. 대체로 남성보다 여성이 심적으로 예민하다는 점과 주로 여성이 담당하는 집안일에서 찬 물을 접하는 경우가 많다는 것도 이유가 된다. 손발과 배가 차서 소화불량에 잘 걸리며, 찬 음식을 섭취할 경우 변이 묽어지거나 설사를 자주 하게 된다. 여름에 차가운 음식을 자주 먹을 경우 복통을 호소하는 사람도 있는데 몸 안에 차가운 기운이 퍼지기 때문이다.

최 씨는 35.3도로 다른 참가자들에 비하면 체온이 약간 높은 수준이었으나 정상 체온에는 미치지 못하는 저체온이었다. 이런 이유로 수족냉증과 생리통을 앓게 된 것이다. 생리통을 으레 겪어야 하는 통증으로 여기는 여성이 상당히 많은데 사실은 그렇지 않다. 자궁이나 난소 등 생식기관이 몰려 있는 아랫배를 따뜻하게 하면 훨씬 수월하게 생리를 치를 수 있다. 또 아랫배를 따뜻하게 하면 배란도 정상적으로 이뤄지므로 불임이 될 가능성이 줄어들며 변비도 개선된다.

수족냉증 환자들은 일반인에 비해 체온이 낮아 기초대사량도 떨어지므로 꾸준한 운동으로 혈액순환을 활발하게 해주는 것이 중요하다. 족욕이 특히 효과적인데 발과 복부는 따뜻하고 머리는 차갑게 유지할 수 있기 때문이다. 이때 미지근한 물을 사용하면 장에 무리가 가지 않는다. 에어컨이나 선풍기는 되도록 사용하지 않는 것이 좋고, 어쩔 수 없는 경우에는 바람이 직접 몸으로 오지 않도록 방향을 틀어준다. 실내에선 양말이나 실내화로 발을 따뜻하게 하는 것도 중요하다.

최 씨는 학생이어서 외부 활동이 많기에 다른 참가자들만큼 수시로 찜질을 할 수는 없었다. 그렇지만 날마다 2시간 이상 꼬박꼬박 배 찜질을 하여 체온을 36.4도로 1도 이상 높였다.

"소화가 잘 되고 변비 증상이 사라졌어요. 생리통도 호전됐고, 밤에 뒤척이지 않고 잘 수 있게 됐어요. 또 저는 가끔 얼굴에 아토피가 나타나는데, 그전에 전조 증상이 오거든요. 그럴 때 얼른 배 찜질을 해줬더니 아토피 없이 지나가더라고요."

자신이 겪는 증상들이 체온 때문이라는 걸 몰랐던 최 씨는 3주 만에 일어난 변화를 보고 놀라움을 금치 못했다. 각각의 증상에 매달리지 않고 단지 체온을 1도 높였을 뿐인데 몸 전체가 달라진 것이다.

"더위도 땀이 잘 나지 않는 체질인데 찜질을 할 때 옷이 젖을 정도로 땀이 났어요. 그렇게 하고 나면 정말 개운해요. 예전보다 에어컨 바람을 덜 추워하게 됐고, 에너지가 넘치는 걸 확연히 느낄 수 있어요. 친구들도 손을 잡아보더니 예전보다 따뜻해졌다고 하더라고요."

이러한 사례를 보면 증상을 없애는 것이 아니라 근본적인 치료를 하는 것이 얼마나 중요한지를 알 수 있다.

체온을 올리고
지긋지긋한 혈압약을 끊었다

김○(67세, 여): 고혈압, 퇴행성관절염, 허벅지 저림

	치료전	치료후
혈압수치(mmHg)	160/103	93/52

    김○ 씨는 2014년 6월 18일에 우리 병원을 찾아왔다. 혈압약
을 10년째 복용 중이었고, 골다공증약도 함께 복용하고 있었다.
자궁적출술을 받았으며 척추전방전위증 진단을 받은 과거력이
있었다. 이분은 늘 몸이 차다고 호소했는데, 속이 답답하고 손
바닥에 열감이 있으며 뒷목이 뻐근하고 오른쪽 허벅지 안쪽 저

림과 퇴행성관절염이 발생한 것도 바로 여기에서 출발하는 것으로 볼 수 있었다.

이에 배 찜질과 뜸, 청혈주스 복용을 병행하면서 꾸준히 체온을 높이고 혈액을 맑게 하는 노력을 기울였다. 3주째인 7월 8일에는 혈압약을 2일에 1회 복용으로 줄였고, 6주째에 접어든 7월 28일에는 혈압약을 완전히 끊었다. 혈압약을 끊는 데 대한 불안감이 있었으나, 실제로는 약을 끊고 나서도 아무 문제가 없었다. 도리어 약을 먹어야 한다는 강박증이 사라져 심리적으로 무척 편안한 상태가 되었다.

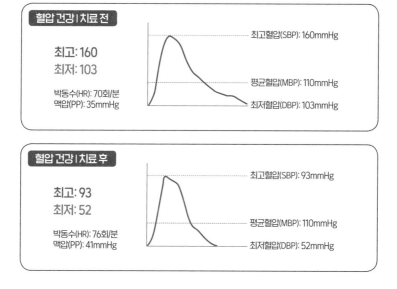

이후에도 체온 상승과 청혈을 위한 노력을 지속하였다. 약이 아니라 자신의 몸이 원래 가지고 있는 자가치료의 힘을 믿기로 한 것이다. 초진 이후 5개월째인 11월 7일에 다시 진료했을 때 혈압이 정상적으로 잘 유지되고 있었다. 몸을 따뜻하게 하고 맑은 피를 유지하고자 하는 생활을 습관화한다면, 아마도 이 환자가 다시 혈압약을 복용하게 되는 일은 없을 것이다.

나○○(71세, 여):
고혈압, 두통, 수면장애, 수족냉증, 소화 기능 및 폐 기능 저하

	치료전	치료후
혈압수치(mmHg)	163/104	109/68

나○○ 씨는 2014년 6월 13일에 초진한 분이다. 50년쯤 전인 19세 때 폐결핵을 앓아 폐 기능이 저하된 상태로 가래와 잦은 기침에 시달리고 있었다. 고혈압약을 9년째 복용 중이었고 때때로 폐 기능 개선을 위한 기관지약도 복용했다. 이분 역시 몸이 차가웠다. 손발이 차고 저리는 증상을 수시로 느꼈고 뒷목 땅김과 두통, 어지럼증 등 혈압 관련 증상을 호소했다. 여기에

체온 1도의 기적

항상 피곤하고 잠을 깊이 자지 못하고 눈이 침침했으며, 소화 기능이 저하되어 설사를 자주 하고, 오한을 수시로 느끼는 등 예민한 체질이었다.

냉한 몸과 탁한 피를 개선하기 위하여 첫날부터 피해독환을 처방하였다. 초기에는 두통이 더 심해진 것 같고 메스꺼움이 느껴진다고 했으나 피해독환 복용을 중지하지는 않았다. 초진으로부터 5주째인 7월 19일에는 기관지약을 모두 끊고 혈압약도 절반으로 줄였는데, 머리가 맑고 가벼워졌다고 말했다. 7월 말에는 혈압약까지 모두 끊었다. 혈압약 끊은 지 열흘째인 8월 9

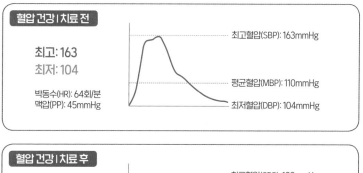

혈압 건강 | 치료 전

최고: 163
최저: 104

박동수(HR): 64회/분
맥압(PP): 45mmHg

최고혈압(SBP): 163mmHg
평균혈압(MBP): 110mmHg
최저혈압(DBP): 104mmHg

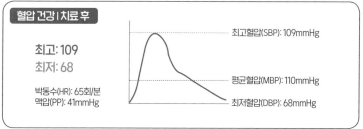

혈압 건강 | 치료 후

최고: 109
최저: 68

박동수(HR): 65회/분
맥압(PP): 41mmHg

최고혈압(SBP): 109mmHg
평균혈압(MBP): 110mmHg
최저혈압(DBP): 68mmHg

일 진료 시, 몸에 기운이 없다는 증상만 호소했을 뿐 혈압 이상을 보이지는 않았다.

초진으로부터 4개월째인 10월 7일 진료 시, 환자는 컨디션이 좋고 혈압 증상이 개선되었다며 무척 기뻐했다. 그로부터 3개월 후인 2015년 1월 13일에 전화로 환자 상태를 확인한 결과도 마찬가지였다. 혈압이 정상적으로 잘 유지되고 있으며 이전에 앓던 혈압 관련 증상이 사라졌고 컨디션이 좋다고 답했다. 정상 체온과 맑은 피를 유지하면 건강을 잃지 않을 것이라고 당부함으로써 치료를 마쳤다.

조O(71세, 여): 고혈압, 고지혈증, 갑상선암으로 수술받음

	치료 전	치료 후
혈압수치(mmHg)	160/96	98/50

조○○ 씨는 2014년 5월 29일에 우리 병원을 처음 방문했다. 2009년에 갑상선암으로 반 절제 수술을 받은 바 있으며 현재까지 5년째 갑상선약을 복용하고 있었다. 혈압약을 복용한 지는 3년째이며, 고지혈증약도 3년째 복용 중이고 뇌 기능 개선제도

먹고 있었다. 손발이 차고 상반신에 열이 받치는 기운이 있다고 호소했으며, 피로감을 자주 겪고 혈액순환 장애 때문에 손가락 관절이 뻣뻣하다는 증상을 보였다.

이 환자에 대해서도 초진 날부터 피해독환을 복용하게 하고, 우선적으로 고지혈증약과 뇌 기능 개선제를 끊도록 했다. 7주째에 접어든 7월 7일에는 혈압약을 3일에 1회로 줄이도록 했다. 체온 상승과 청혈을 위한 처방을 지속한 결과 초진 이후 10주째가 되는 8월 4일에는 혈압약까지 완전히 끊었다. 이때 혈압이 125/60으로 수축기 혈압이 약간 높은 상태였지만, 비교

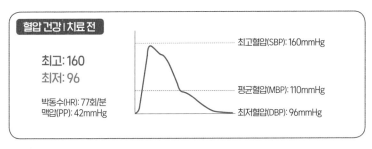

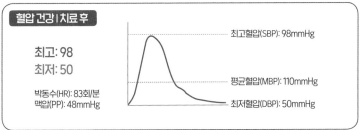

적 안정적이었다. 손가락 관절도 부드러워졌다면서 환자가 높은 만족감을 표시했다. 이후 2개월여 동안 경과를 본 후 10월 10일에 치료를 마쳤다. 이 환자 역시 몸이 차가워지지 않도록 관리하고 맑은 피를 유지하는 습관을 들인다면 다시 약을 찾는 일은 없으리라 본다.

체온과 혈액 관리만으로
당뇨를 이겨내다

이○○(71세, 여): 당뇨로 5년째 약 복용 중

이○○ 씨는 2014년 8월 20일에 초진했는데, 당시 공복혈당이 180mg/dl이었다. 혈당 수치는 혈액 100ml당 존재하는 포도당의 양을 나타낸 것이다. 음식을 먹음으로써 섭취한 포도당은 장에서 흡수되어 혈액으로 들어간다. 이때 췌장에서 인슐린이라는 호르몬이 분비되어 혈액 속 포도당을 간이나 지방, 근육세포로 이동시킨다. 그런데 인슐린 분비량이 적거나 인슐린에 대한 민감도가 떨어지면 혈액 속에 많은 양의 포도당이 남아 있게 되며, 이 당이 소변을 통해 배출되기 때문에 당뇨병이라 한다. 공복혈당이란 8시간 이상 금식한 후 측정한 수치로 정상치는 100mg/dl 미만이며, 126mg/dl이 넘으면 당뇨로 진단한다. 따라서 이 환자의 경우는 공복혈당이 정상치보다 약간 높은 수준이었다.

당 수치를 정상으로 끌어내리기 위해 체온 관리에 힘쓴 결과, 초진 1주일 후인 8월 27일에는 체온 36.1도에 공복혈당 93mg/dl으로 측정되었다. 이날부터 당뇨약을 절반으로 줄이도록 했다. 그로부터 2주일 후인 9월 11일에는 체온 36.2도에 공복혈당 100mg/dl을 기록하여 순조로운 상태를 보였다. 초진 이후 8주째인 10월 6일에는 공복혈당이 74mg/dl이 되어 정상치 범위를 유지하고 있음을 보여주었다.

병원에 처음 방문한 지 만 3개월이 되는 11월 21일에는 당뇨약을 완전히 끊었다. 이 환자에게는 9월 중순경 당뇨약을 끊도록 권유했으나 환자 본인이 불안감을 크게 느껴 2일 1회 복용하기를 원한 바 있다. 그러다가 이후 2개월 동안 혈당이 개선되는 것을 보면서 약에 대한 의존도도 사라져 약을 완전히 끊을 수 있었다.

전○○(33세, 여): 당뇨로 3년째 약 복용 중

전○○ 씨는 2014년 10월 16일에 처음으로 병원을 방문하였다. 당뇨약을 3년째 복용 중이었으며(하루 총 4알) 인슐린 주사 12단위를 2개월간 투여하다가 탈모 때문에 중지한 상태였다. 약 복용 시 공복혈당은 95~100mg/dl였으나, 약을 복용하지 않았을 경우는 250mg/dl로 높은 수치를 보였다.

이 환자 역시 체온을 높이고 혈액을 맑게 하는 처방을 한 결과 2주 후인 10월 29일에는 체중이 1kg 줄었고 혈당도 99mg/dl을 보였다. 11월 12일에는 공복혈당이 150mg/dl을 나타내 아침에는 약을 그대로 복용하고 저녁에는 먹지 않도록 하여 당뇨약을 절반으로 줄였다.

그로부터 일주일 후인 11월 18일 검사 결과 당화혈색소가 10.5%에서 6.5%까지 내려왔다. 당화혈색소는 혈액 속에 당 함량이 많아져 적혈구에 있는 혈색소에 당이 붙은 상태를 말한다. 정상치는 4~6%이며, 6.5%가 넘으면 당뇨병으로 진단한다. 그러므로 이 환자는 처음보다는 많이 개선되었으나, 당화혈색소로 볼 때 여전히 당뇨병 범위에 있는 것이다. 여기서 주목할 것은 약을 절반으로 줄였음에도 당 수치가 개선되었다는 점이다.

초진 이후 2개월 만인 12월 12일에는 공복혈당이 139mg/㎗로 현저히 낮아졌다. 이에 12월 24일에는 당뇨약을 하루 1알로 줄여, 처음의 4분의 1만 먹게 했다. 체온을 꾸준히 관리하고 피를 맑게 하는 데 더 노력을 기울인다면 자가치유 능력이 향상될 것이므로, 이 환자 역시 약을 모두 끊을 수 있을 것이다.

박○○(71세, 남): 당뇨로 20년째 약 복용 중

2014년 9월 30일에 처음으로 병원을 방문한 박○○ 씨는 당뇨약을 자그마치 20년째 복용 중이었다. 이 환자에게도 우선적으로 체온을 높이는 것의 중요성을 이야기했고, 피를 맑게 하기 위한 처방을 내렸다.

초진 7주째인 11월 11일에는 식후 3시간 혈당이 210mg/㎗을 보였다. 식후 2시간 경과 시 혈당이 140mg/㎗ 미만이면 정상치로 보고 200mg/㎗ 이상이면 당뇨로 진단하는데 아직 당뇨 범위 내에 있는 수치였다. 2주일 후인 11월 24일에는 공복혈당이 135mg/㎗이었으며, 이날부터 모든 약을 끊고 꾸준한 체온 관리와 혈액 관리에 집중했다. 그 결과 1개월 후인 12월 26일에는 118mg/dl까지 내려왔다.

초진 이후 3개월 만인 2015년 1월 2일에는 식후 3시간 혈당이 96mg/dl를 보임으로써 당뇨의 위협으로부터 완전히 벗어났음을 확인할 수 있었다. 이처럼 당뇨 역시 날마다 약을 먹음으로써 당 수치를 인위적으로 떨어뜨리는 것이 아니라 체온을 정상으로 유지하고 혈액이 탁해지지 않도록 관리함으로써 충분히 나을 수 있다.

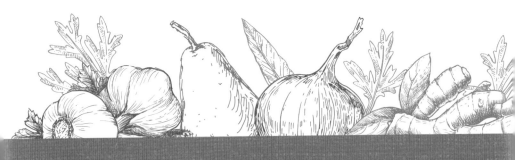

5장

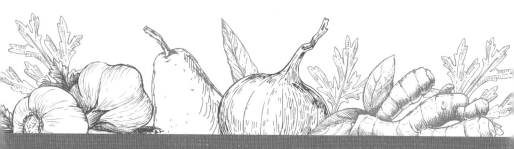

저체온을 부르는
환경을 바꿔라

계절에 맞게
살아라

세상은 경제적, 기술적인 측면에서 엄청난 발전을 이뤘지만 인체는 그 속도를 따라가지 못하고 있다. 여전히 우리 뇌에는 아프리카 초원에서 맹수와 사투를 벌이던 원시 선조들의 본능이 각인되어 있다. 인류는 편리함과 풍요로움을 추구해왔지만, 그 이면에서 도리어 수많은 질병이 탄생하고 있다는 것은 일종의 '발전의 역설'이라 하겠다.

그 수많은 질병은 대부분 저체온이 원인이 되어 발생한다. 현대인의 90%가 정상 체온 36.5도에 미치지 못하는 저체온 상

태인데, 조금만 눈을 돌려 우리의 생활 환경을 살펴보면 이것이
당연한 결과임을 금세 알 수 있다.

: 냉·난방 온도부터 바꿔라

저체온 환경의 첫 번째는 잘 갖춰진 냉·난방 시스템을 들 수
있다. 이 때문에 요즘엔 여름에는 추위를, 겨울에는 더위를 대
비해야 한다는 우스갯소리도 생겨났다. 계절에 걸맞지 않게 실
내·외 온도가 거꾸로 가기 때문에 우리 몸의 면역체계가 큰 혼
란을 겪을 수밖에 없다.

특히 문제가 되는 것은 여름철이다. 대부분의 집과 사무실,
교통수단에까지 냉방 장치가 갖춰져 있기 때문에 여름 냉기가
심각한 수준이다.

더욱이 여름에는 더위를 식히려고 찬 음료를 많이 마시므로
냉기가 더 심해진다. 냉방 시설이 잘 안 되어 있던 시절에는 그
렇게 해도 땀으로 충분히 배출되기 때문에 체내 수분량을 조절
할 수 있었다. 하지만 지금은 땀을 흘릴 기회가 없어서 수분이

체내에 남아돌게 된다. 체내에 과잉된 수분은 몸을 더 차갑게 하는데 이 때문에 냉방병에 걸리기 쉽다. 즉, 물—냉기—통증의 악순환이 일어나는 것이다.

냉방병에 걸리면 어깨결림, 몸살, 편두통, 생리통, 구역질, 여름감기, 설사, 현기증, 귀 울림, 소화불량, 복통 등 다양한 증상이 나타난다. 특히 운전 기사들은 종일 에어컨을 켜는 차 안에 있다 보니 그런 증상이 더 심하게 나타난다.

여름에 찬 음식을 먹는 것도 저체온을 부채질하는 요인이다. 날씨가 덥기 때문에 냉면이나 콩국수 같은 찬 음식을 자주 찾게 되어 속이 더 냉해진다. 기본적으로 여름에는 체온 조절을 위해 몸이 스스로 몸속 열기를 밖으로 배출한다. 그래서 피부 표면에는 열이 몰리지만 속은 허하고 냉해진다. 이런 사실을 잘 알았던 선조들은 더운 여름에 삼계탕 같은 뜨거운 음식을 먹음으로써 속을 냉기로부터 보호할 수 있었다.

: 건강 온도를
지켜라

집 안의 온도는 가족 모두의 건강에 영향을 준다. 그러므로 계절에 따라 적정 수준을 유지하는 것이 정말 중요하다. 옛날 같으면 실내라고 해도 바깥과 온도차가 크게 나지 않았다. 여름에는 별다른 냉방 시설이 없었으니 그렇다 치지만, 불을 때서 난방을 하는 겨울에도 별다를 것이 없었다. 문틈으로 바람이 솔솔 들어왔기 때문에 방바닥에 닿는 부분 빼고는 외풍이 심했다. 요즘에는 대부분 건물에 냉·난방 시설이 갖춰져 있고, 창문을 닫으면 거의 밀폐되는 구조로 되어 있다. 그래서 바깥 기온과 실내 온도가 크게 다를 수 있다.

해마다 한여름이나 한겨울이 되면 전력난 때문에 비상이 걸리는 일이 반복되고 있다. 이는 그만큼 우리가 계절의 온도에 역행하고 있다는 것을 보여준다. 즉, 여름을 춥게 살고 겨울을 덥게 사는 것이다. 이처럼 큰 온도차를 자주 오가면 자율신경이 외부 자극에 민감해져 균형을 잃을 수 있다. 그러면 면역력이 약해지고, 아토피 등의 피부 질환과 소화기 계통의 이상을 초래하게 된다.

그러면 적정 실내 온도는 어느 정도일까? 건강을 해치지 않는 실내외 온도차를 '건강 온도'라고 하는데, 이는 보통 5도 이내로 본다. 즉, 여름은 24~28도, 겨울은 18~20도다.

생활습관을 바꿔야
체온이 올라간다

원시 인류의 체온은 37도를 넘었던 것으로 추정된다. 그런데 대부분의 현대인은 35도대의 저체온 상태로 살아간다. 바로 그 때문에 암, 고혈압, 당뇨, 고지혈증 같은 질병에 시달리게 된 것이다. 그런데 체온이 이처럼 낮아진 이유는 무엇일까?

: 움직이지 않으면
근육이 줄어든다

아침에 일어나서 잠자리에 들 때까지 하루 생활을 들여다보자. 얼마를 걷거나 뛰었는가? 양손에 묵직한 것을 든 일은 얼마나 있는가? 팔을 머리 위로 쭉 늘인 것은 몇 번인가? 숨을 깊이 들이마셔 배꼽 아래까지 공기가 꽉 찬 느낌이 들도록 한 적은?

유사 이래 인간이 지금처럼 덜 움직인 때는 없었다. 그리고 기술의 발달과 함께 갈수록 덜 움직이게 될 것이다. 일도 휴식도 놀이도 모두 컴퓨터나 스마트폰, TV 화면을 통해 해결한다. 장을 보러 갈 때도 걷지 않고 자동차를 타고 가며, 여차하면 인터넷으로 주문하여 배달시킨다.

영국에는 '우유를 시켜 먹는 사람보다 우유를 배달하는 사람이 더 건강하다'라는 속담이 있다. 우리 생활습관을 돌아봤을 때 반드시 새겨들어야 하는 말이다. 활동량이 적어지면 근육이 발달할 기회도 적어진다. 앞서 봤듯이 우리 몸에서 만들어내는 열의 22%가 근육에서 나오는데, 근육량이 적으면 당연히 체열이 부족해진다.

또한 이런 생활습관은 비만으로 이어지기 쉽다. 비만은 단순히 몸무게가 많이 나가는 것을 의미하는 것이 아니라 몸에 지나치게 많은 양의 지방이 쌓여 있는 상태를 말한다. 근육이 에너지를 사용하여 열을 발생시킨다면, 지방은 에너지를 저장하므로 열을 발생시키지 못한다. 그래서 비만이 되면 저체온이 되기 쉽고, 저체온이면 비만이 되기 쉽다. 이 둘은 서로가 서로를 강화하는 관계다. 이 고리를 끊으려면 운동을 통해 근육량을 늘려야 한다.

: 스트레스가
혈관을 긴장시킨다

적당한 스트레스는 일의 효율성을 높여주고 의욕을 갖게 하므로 살아가는 데 유익하다. 하지만 지나친 스트레스는 교감신경을 자극하여 혈관을 수축시킨다. 실제 냉증 환자들을 대상으로 한 연구 결과에 의하면 말초신경이나 혈관에 질환이 있는 경우보다 지속된 스트레스나 과로가 냉증의 원인인 경우가 훨씬 더 많았다고 한다.

아마 독자들도 업무상 부담이나 걱정거리가 있을 때 손발이 차가워지고 어깨결림이나 뒷목이 뻐근한 증상을 겪은 적이 있을 것이다. 혈관이 수축되어 혈액순환에 지장을 받기 때문에 나타나는 현상이다. 스트레스 때문에 술과 담배를 찾을 경우에는 거기에서 나오는 오염 물질 때문에 피가 탁해져 혈행이 더 나빠진다.

사회가 복잡해지면서 스트레스가 발생할 여지도 늘어나는 만큼, 현명하게 대처할 방법을 찾아야 한다. 지나친 경쟁과 업무 부담을 벗어놓고 적절한 여가활동을 통해 신경을 이완시켜주어야 한다. 더 높은 목표를 이루기 위해 매진하는 것도 중요하겠지만, 이미 이룬 일에 대해 스스로에게 보상을 하는 일은 그보다 훨씬 더 중요하다. 이러한 대처법을 마련해두지 않으면 스트레스를 받을 때마다 혈액순환 장애와 저체온, 면역력 약화라는 악순환을 되풀이할 수밖에 없다.

: 약부터 찾아서는 답이 없다

이유 없이 몸 여기저기가 아프다며 통증을 호소하는 사람이 많다. 예전 같으면 어느 정도의 통증은 참으면서 몸이 저절로 치유하기를 기다렸을 텐데 요새는 약으로 해결하려 하는 경향이 크다. 예컨대 열이 나면 해열제를 투여하는 것이 상식처럼 되어 있을 정도다.

하지만 프랑스의 배우이자 극작가인 몰리에르는 이미 1650년에 이런 말을 남겼다. "인류는 질병 때문이 아니라 의약품 때문에 죽어간다." 그로부터 360년이 지난 오늘날에는 의약품이 훨씬 더 많아졌다. 이제는 없는 질병도 만들어서 약을 먹는다고 말해야 하는 상황이다. 실제로 필자는 전작 《청혈주스》(2014, 전나무숲)에서 다음과 같이 주장한 바 있다. "제약업계에서는 더 많은 약을 팔기 위해 과거에 없었던 '신종 질환'을 만들어내기도 한다. 이들이 신종 질환을 만드는 가장 흔한 방법은 사람들이 자주 겪지만 대수롭지 않게 여기는 증상들을 질병으로 정하는 것이다. 대표적인 증상이 고혈압, 당뇨 같은 만성 질환이다."

필자는 고혈압이나 당뇨 역시 인체가 스스로를 보호하기 위해 취한 조치에서 출발한다고 본다. 예를 들면 갑작스러운 위협을 만났을 때 우리 몸은 교감신경을 작동시킴으로써 맥박과 혈압, 혈당을 높이고 체온을 떨어뜨린다. 이완된 상태에서는 행동을 저돌적으로 취할 수 없기 때문에 몸 전체를 긴장 상태에 놓는 것이다. 출발점이 이러하다면 해법도 이 안에서 찾을 수 있을 것이다. 즉, 질병은 위협에 대한 인체의 자연스러운 반응이므로 그 원인을 찾아 제거해주면 된다는 뜻이다.

하지만 현대 의학에서는 겉으로 드러나는 증세에 치중하여 약을 처방한다. 일테면 감기 때문에 열이 오르면 해열제를 처방하고, 혈압이 높으면 혈압 내리는 약을 처방하며, 혈당이 높으면 혈당 내리는 약을 처방하는 식이다. 이를 대증요법이라 하는데 근본적인 원인을 없애는 것이 아니라 겉으로 드러나는 증상을 없애는 것이기 때문에 그에 따른 부작용이 있을 수밖에 없다. 실제 사례로 당뇨병 분야 전문의인 미국의 줄리안 휘태커Julian Whitaker 박사는 당뇨병 환자들에게 처방되는 당뇨약이나 인슐린이 체내 활성산소를 증가시켜 동맥의 내피세포(동맥의 가장 안쪽 세포로 혈액과 맞닿는 부분)를 손상시킨다고 주장했다. 이처럼 혈관벽이 손상되면 이 부위에 염증이 생기기 쉽고, 이에 따라 혈액순환에 문제가 생겨 저체온이 된다.

현대인의 약물 과다는 대부분의 양약이 몸을 차게 한다는 데 가장 큰 문제가 있다. 고혈압·당뇨·간장병·고지혈증 등의 약들은 특정 질병을 표적으로 하여 화학성분을 응축시켜 만든다. 그러므로 해당 장기 외의 부위에서는 그 화학성분의 부작용을 감

당해야 하고, 특히 간은 그 독성을 해소하기 위해 더 많은 일을 해야 한다. 약 복용이 장기화되어 간의 해독 능력을 넘어서면 그 독성이 혈액 속에 남아 혈액을 오염시킨다. 그러면 혈액순환 장애가 발생하고, 몸이 차가워지는 것이다.

이상의 네 가지가 현대인을 저체온 상태에 빠뜨린 주범이다. 정도의 차이는 있을지언정 누구나 남의 이야기가 아니라는 생각이 들 것이다. 여전히 자신만큼은 정상 체온이라고 믿고 싶었을 테지만, 이 네 가지 습관에 젖어 있다면 당신도 저체온일 가능성이 높다.

과식 습관은
몸을 차게 만든다

현대인이 저체온으로 살아가는 주요 원인 중 하나가 과식이다. 과식은 세 가지 단계로 체온을 떨어뜨린다.

첫째는 소화를 시키기 위해 혈액이 장으로 몰리기 때문이다. 음식물이 들어오면 위로 가는 혈액이 40% 가까이로 늘어난다. 음식을 통해 영양분을 흡수하는 것이 그만큼 중요한 일이기 때문이다. 평상시 위에 공급되는 혈액은 약 20%이며 몸이 운동 등 다른 일에 집중할 때는 3~5%에 불과하다는 점을 생각할 때

엄청나게 몰리는 셈이다. 이는 다른 장기로 가는 혈액이 그만큼 줄어든다는 뜻이다. 우리 몸의 각 장기는 활발하게 활동하면서 열을 생산해 체온을 유지하는데, 혈액 공급이 줄면 활동을 덜하게 되므로 열 생산량도 줄어든다.

둘째는 지나친 영양분이 지방으로 저장되어 열 생산을 막기 때문이다. 지방은 에너지를 저장하는 창고라서 체열의 생산에는 오히려 방해가 된다. 지방이 점점 많아져 비만이 되면 저체온이 더 심화된다. 비만인 사람은 대체로 움직이기를 싫어해 근육량이 적고, 몸속의 가짜 열 때문에 자꾸 찬 것을 먹게 되어 속이 더 냉해진다.

셋째는 잉여 영양분이 혈액 속에 남아 피를 탁하게 하기 때문이다. 과식을 한다는 것은 섭취하는 영양분이 많다는 뜻이다. 특히 콜레스테롤과 중성지방이 문제가 되는데, 혈액 내에 이러한 영양분이 과도해져서 혈액의 점도가 높아진다. 끈끈해진 혈액은 이동 속도가 떨어지므로 순환장애가 발생하며, 이는 체온을 떨어뜨린다.

: 배의
80%만 채워라

우리 선조들은 건강하게 살려면 '복팔분腹八分', 즉 배를 80% 만 채우라고 강조하기도 했다. 다시 강조하지만, 인간의 몸은 원시 시대의 습성을 여전히 기억하고 있으며 그것을 기준으로 작동된다. 세렝게티의 초원에서 원시 인류는 매 끼니를 챙겨 먹 지 못했을 것이고, 그렇기 때문에 음식을 먹을 기회가 되면 우 리 몸은 다음을 위해 본능적으로 저장하는 습관을 들였다. 오늘 날 인류는 먹을거리가 충분한 환경에서 살아가고 있는데도 몸 이 틈만 나면 영양분을 저장하는 이유가 바로 그 때문이다. 더 욱이 지나치게 많은 양을 먹기 때문에 몸에도 지나치게 많은 영양이 쌓이는 것이다. 몸에 쌓이는 영양은 지방이라는 형태를 취하는데, 지방은 열을 발산하는 것이 아니라 안으로 품어버리 기 때문에 몸을 차게 한다.

또 무엇을 먹는가도 중요하다. 정제된 식품, 고지방·고칼로 리의 인스턴트식품이 우리 식탁을 가득 채우고 있다. 쌀, 밀가 루, 설탕 등 우리 식탁에 올라오는 대부분의 식재료가 최대한의 도정 과정을 거친 것들이다. 많이 씹지 않아도 되고, 맛도 좋으며, 소화도 금방 된다. 하지만 이것은 건강을 생각한다면 전혀 환영할 만한 일이 아니다.

우선 꼭꼭 씹지 않아도 되기에 음식을 빨리 먹게 되고, 맛이 좋으므로 많이 먹게 된다. 음식이 장에 채워져 뇌에서 포만감을 느끼기까지는 어느 정도 시간이 필요한데, 포만감을 느낄 정도가 되면 이미 너무 많이 먹은 상태다. 이는 굳이 설명하지 않아도 비만으로 직결됨을 알 것이다. 또한 정제된 식재료는 소화도 빨리 된다. 정제 과정에서 섬유질이 깎여나가 소화를 적절히 지연시켜주는 성분이 없기 때문이다.

우리 소화기관은 정제되지 않은 곡류, 즉 섬유질이 풍부한 통곡식을 먹을 때의 속도로 작동한다. 예컨대 당의 흡수에 작용하는 인슐린이 천천히 분비된다는 뜻이다. 그런데 최근에는 음식에서 섬유질이 제거되어 당의 소화 속도가 급속히 빨라졌다. 이에 따라 인슐린의 분비 속도에 교란이 일어남으로써 당뇨병을 앓는 사람이 많아지고 있다. 더욱이 정제 과정에서 마그네슘, 비타민E 같은 중요한 영양소들조차 깎여나가기 때문에 흰 쌀밥을 먹는다는 것은 영양소는 버리고 칼로리만 먹는 셈이다. 이렇게 지나친 칼로리 섭취는 복부비만을 불러온다.

계속 강조하지만 과식은 저체온을 부른다. 음식물을 소화시키기 위해 혈액이 위장으로 몰리는 대신, 열을 생산하는 뇌나 근육으로 가는 혈액량이 줄어들기 때문이다. 그래서 새는 알을 품을 때 2~3주 동안 굶는 것으로 알려져 있다. 부화하는 데 열을 집중하기 위해서다. 이는 체열을 생산하려면 적게 먹거나 아주 먹지 않는 편이 좋다는 것을 말해준다.

: 간이 단식으로
독소를 빼내자

새가 알을 부화시키는 2~3주 동안은 먹이를 먹지 않음으로써 체열을 높인다고 한다. 그렇게까지 오래는 아닐지라도 간이 단식을 하는 건 어떨까.

단식을 하면 체온이 상승하여 몸속 독소가 배출되고 혈액이 맑아져 면역력이 높아진다. 사실 우리는 몸속에서 배출되는 독소를 매일 경험하고 있다. 아침에 잠자리에서 일어났을 때 눈곱이 끼고 입냄새가 심해지는 현상이 바로 그것이다. 잠을 자느라 아무것도 먹지 않았기에 그 시간 동안은 단식을 한 셈이다. 음식물이 들어오지 않으면 우리 몸에서는 배설기관이 활발하게 움직인다. 그래서 노폐물이 빠져나가므로 피가 맑아진다.

단식을 하는 요령은 사람마다 다를 것이다. 하루 중 끼니를 거르는 방법일 수도 있고, 일주일 중 요일을 정해 하루 식사를 건너뛸 수도 있을 것이다. 다만, 이때에도 물은 충분히 마셔주어야 한다.

: 식재료를
바꾸자

우리가 먹는 음식의 커다란 문제점은 식재료 자체가 지나치게 가공되어 있다는 점이다. 우리 식탁에는 고도로 정제된 쌀과 밀가루, 설탕, 소금이 올라온다. 복잡한 소화 단계를 줄였으니 흡수가 빨라지는 건 당연한 일이며, 이는 당대사의 메커니즘을 교란시킨다. 또 짧은 시간에 흡수된 과도한 에너지는 몸에 지방으로 쌓인다.

정제되지 않은 통곡식으로 섬유질을 풍부하게 섭취하기만 해도 과식으로 인한 저체온 문제를 상당 부분 해결할 수 있다. 섬유질이 포만감을 줄 뿐 아니라 소화를 적절히 지연시켜 혈당이 빠르게 오르지 않도록 해준다. 또 장 활동을 촉진하므로 변비도 없애준다.

즉석식품이나 패스트푸드를 멀리하는 것도 중요하다. 간편하다는 이유로 자주 찾는 이런 식품들에는 필수영양소는 부족한 대신 소금, 설탕, 트랜스지방, 첨가물이 과도하게 들어 있다. 맛은 있을지 모르지만 입맛이 여기에 길들여지면 담백한 천연음식을 더 못 먹게 된다.

: 천천히 먹고,
많이 움직이자

과식을 하는 사람들은 대개 음식을 빨리 먹는 경향이 있다. 우리가 배가 부르다는 것을 느끼는 건 뇌 시상하부에 있는 포만중추의 작용이다. 음식을 먹으면 장에서 소화가 되어 혈액의 포도당 농도가 올라가야 뇌의 포만중추에서 그만 먹으라는 신호를 보낸다. 그런데 빨리 먹다 보면 그 신호를 받을 때까지 너무 많은 양을 먹게 된다. 과식하지 않으려면 천천히 꼭꼭 씹어 먹어야 한다.

많이 움직이는 것도 과식습관을 막아준다. 몸을 움직이면 체온이 올라가고, 체온이 올라가면 식욕이 억제되기 때문이다. 규칙적으로 운동을 하면 물론 좋겠지만, 일상적으로 많이 움직이기만 해도 좋다. 현대인은 앉아서 생활하는 시간이 많기에 움직임이 많이 부족하다. 틈이 나는 대로 스트레칭을 하거나 목과 허리를 풀어주는 것도 필요하다. 반신욕이나 족욕으로 체온을 올려주는 방법도 좋다.

몸을 차게 하는 음식
vs. 따뜻하게 하는 음식

서양의학이나 영양학에서는 음식물의 열량을 중시한다. 먹는 음식이 몸을 따뜻하게 한다거나 차게 한다는 개념은 존재하지 않는다. 하지만 식품에도 찬 음식과 따뜻한 음식이 있다. 인체를 열이 많은 양 체질과 몸이 찬 음체질로 나누듯이, 몸을 차게 하는 음식을 '음성 음식'이라 하고 따뜻하게 하는 음식을 '양성 음식'이라 한다. 음식에도 음양의 법칙을 적용한 것인데, 음식과 그것을 섭취하는 사람의 음양이 조화를 이뤄야 한다는 개념이다.

: 음성 음식과
양성 음식

모든 음식에는 몸을 차게 하는 성질과 따뜻하게 하는 성질이 있다. 우리 몸은 음식물을 통해서 에너지를 얻기 때문에 무엇을 먹느냐는 무척 중요하다. 체온을 높이고 몸을 따뜻하게 하는 음식을 먹는 것이 좋다.

예를 들어 추운 지방에서 나는 음식은 양성 음식이고 더운 지방에서 나는 음식은 음성 음식이다. 추운 지방에서는 몸이 따뜻해져야 하므로 따뜻한 음식이 어울리고, 더운 지방에서는 열을 식혀야 하므로 차가운 음식이 적합하다.

또 여름에 토마토, 오이, 수박, 냉국수, 맥주 등이 맛있게 느껴지는 이유는 몸을 차게 하는 작용을 하기 때문이다. 추운 겨울에 육류, 계란, 파, 간장 등으로 만드는 전골 요리를 즐기는 것 역시 그런 음식이 몸을 따뜻하게 해주기 때문이다.

음의 음식(찬 음식)은 부드럽고 먹기 쉬우며, 양의 음식(따뜻한 음식)은 딱딱하고 조리하지 않으면 먹기 힘들다는 특징이 있다. 예를 들어 양상추나 상추 등은 음의 음식이고, 당근이나 양파, 우엉 같은 뿌리채소류는 양의 음식이다. 음의 음식은 수분을 많

체온 1도의 기적

이 함유하고 있으므로 먹으면 먹을수록 몸에 수분이 쌓이고 몸이 차가워진다. 따라서 겨울에 채소나 샐러드 등 달고 수분 함량이 높은 과일을 많이 섭취하는 것은 저체온을 가속화하는 것이니 주의해야 한다.

: 식재료의
특성에 따른 분류

음의 음식과 양의 음식을 몇 가지 유형에 따라 분류해보았다. 식재료를 큰 틀에서 다음과 같은 기준으로 분별해 섭취하면 좋다.

1. 산지

따뜻한 지역에서 나는 것은 음, 추운 지역에서 나는 것은 양

더운 남쪽에서 나는 음식은 음성, 추운 북쪽에서 나는 음식은 양성이다. 북쪽에서 나는 과일에는 버찌, 포도, 자두 등이 있다. 이런 음식들은 비교적 양성으로 몸을 차게 하는 성질이 없다.

또한 북쪽 지방 사람들이 즐겨 먹는 소금에 절인 생선이나 젓갈, 된장, 단무지 등은 몸을 따뜻하게 하는 양성 음식이다. 추운 겨울에는 따끈한 밥에 된장국, 소금에 절인 단무지가 있으면 마음에도 힘이 솟는다. 이런 음식의 특징은 염분이 높다는 것이다. 좋은 천일염을 먹는다는 가정하에 소금은 몸을 따뜻하게 해주는 최고의 양성 음식이 될 수 있다.

2. 경도

부드러운 음식은 음, 딱딱한 음식은 양

부드럽다는 것은 수분이나 유분을 많이 함유하고 있다는 뜻이다. 그러므로 몸을 차게 하는 성질이 강하다. 바나나, 귤, 파인애플, 수박은 물론이고 빵이나 스폰지 케이크, 감자칩, 마요네즈, 크림도 몸을 차게 하는 음성 음식이다.

딱딱한 음식은 수분 함유량이 적다. 우엉이나 연근 같은 뿌리채소류, 젓갈류, 장아찌류, 붉은색 고기, 건조 과일 등은 몸을 따뜻하게 하는 양성 음식이다.

3. 색

청색 계열은 음, 붉은 계열은 양

파란색, 하얀색, 초록색의 음식은 음의 성질이다. 반대로 빨간색, 노랑색, 주황색, 검은색 음식은 양의 성질을 띤다.

얼굴이 창백한 사람은 대부분 빈혈이 있거나 몸이 차가운 음의 체질이듯이 파란색, 하얀색, 초록색의 추운 색 계열 음식도 몸을 차게 하는 음의 음식이다. 양상추 같은 잎채소와 우유, 빵, 국수, 두부, 녹차, 백설탕 등도 마찬가지로 음의 음식이다.

붉은색 고기나 생선, 메밀, 볶음밥, 현미, 누룽지, 미역, 심 팥, 검은콩, 청국장, 홍차, 흑설탕 등은 모두 양의 음식이다.

4. 형상

위로 뻗어 자라는 채소는 음, 아래로 뻗어 자라는 채소는 양

위로 뻗어 자라는 식물은 태양열을 많이 받아야 잘 자란다. 즉, 자기 몸이 차가워서 열을 많이 받아야 잘 자란다는 뜻이므로 음의 음식이다. 대표적으로 상추, 양상추, 콩나물 등이 있다.

밑으로 줄기를 뻗는 것은 자기 몸이 따뜻하기 때문에 냉랭한 땅을 파고들어 몸을 차게 하려는 것이다. 이런 성질의 식물은 양의 음식이다. 양의 채소로는 우엉, 연근, 당근, 토란, 양파, 생강, 산마 등이 있다.

5. 맛

신맛은 음, 짠맛은 양

식초는 신맛의 대표 주자인데 칼륨을 많이 포함하는 식품으로 몸을 차게 한다. 칼륨이 많은 음식에는 양상추, 오이, 토마토 등이 있고 귤, 바나나, 아보카도처럼 따뜻한 남쪽 지방에서 수확하는 과일과 우유, 맥주를 들 수 있다.

나트륨을 많이 함유한 음식은 양성이다. 미네랄이 풍부한 좋은 소금은 최고의 양성 음식이다. 매실 장아찌나 된장, 간장, 명란젓, 뱅어포, 각종 장아찌류, 치즈는 몸을 따뜻하게 하는 작용을 한다.

위와 같이 재료를 음성과 양성으로 나눌 수 있는데, 그 재료를 어떻게 요리해서 먹느냐에 따라 음양이 바뀌기도 한다. 음성 체질인 사람이 음성 음식을 먹을 때는 열을 가하거나 소금을 첨가하는 것이 좋다. 그렇게 하면 양성 음식이 되기 때문이다. 예를 들어 우유에 열을 가하면 치즈가 되며, 흰색이 노란색으로 변해 양성이 된다. 녹차는 냉하지만 발효시키면 홍차가 되며, 녹색에서 붉은색으로 변하여 양성이 된다. 무에 소금을 더하여 단무지로 만들면 흰색에서 노란색이 된다. 수박, 토마토,

오이 역시 소금에 절이면 양성 음식이 된다.

반면, 양성 체질이 음성 음식을 먹고 싶으면 식초를 넣어서
먹으면 된다. 이처럼 식재료의 음양을 바꾸려면 소금과 식초를
활용하면 된다.

몸을 차게 하는 음식

- 과일: 바나나, 파인애플, 키위, 망고, 귤, 멜론, 토마토, 수박 등
- 해산물: 조개, 새우, 게, 오징어 등
- 정제된 음식: 빵, 면, 과자, 아이스크림, 초콜릿, 사탕, 백설탕 등
- 부드러운 음식: 버터, 마요네즈, 두부 등
- 액체류: 식초, 우유, 위스키, 콜라, 주스, 두유, 커피 등

움직이기 싫을수록
근육운동이 필요하다

우리는 기술에 지나치게 의존하며 살아가고 있다. 옛날보다 많은 일을 하지만 몸을 써서 하는 일은 현저히 줄었다. 대부분 일을 컴퓨터 키보드나 휴대폰으로 한다. 기술은 분명히 인류에게 커다란 혜택이며, 그 덕분에 우리는 이전 인류가 상상도 하지 못했던 많은 이점을 누리며 살아가고 있다. 하지만 인체는 기계들처럼 전원만 공급하면 작동되는 시스템으로 되어 있지 않다. 직접 움직여야 성장하고 기능이 강화된다. 걷고, 달리고, 팔을 휘두르고, 몸을 쭉 늘이고, 적

체온 1도의 기적

절한 하중을 주어야 뼈와 근육, 관절이 자극된다.

아침에 눈을 떠서 잠자리에 들기까지 이런 활동을 얼마나 하는지를 한번 생각해보자. 아마도 대부분 시간을 자리에 앉아서 생활했을 것이다. 그래서 체온을 올릴 기회도 없었을 것이고, 종일 저체온인 채로 지냈을 것이다. 우리는 분명히 우리의 선조들처럼 종일 초원을 뛰어다니는 삶을 살 수는 없다. 하지만 우리 인체는 그런 삶을 바탕으로 작동되고 있다는 점을 기억해야 한다.

： 햇볕을 쪼여
체온을 높여라

현대인은 햇볕을 쬘 기회도 많지 않거니와 그나마 있는 기회조차 스스로 차단하고 살아간다. 피부미용에 적이라고 규정하여 자외선 차단제를 잔뜩 바름으로써 볕이 피부에서 튕겨져 나가게 한다. 물론 지나친 노출은 미용이나 건강상으로 해로울 수 있다. 하지만 현대인의 생활에서 해로울 만큼 노출될 일은 극히 드물며, 건강에 대한 우려도 과장된 부분이 있다. 한 예로, 자외선 때문에 피부암에 걸린다는 얘기를 들 수 있는데 이는 백인 등 태생적으로 멜라닌 색소가 부족한 이들에게나 심각한 얘기일 뿐이다.

햇볕에는 우리 눈에 보이는 가시광선 외에 자외선과 적외선이라는 비가시광선도 있다. 햇볕을 쬘 때 몸이 따뜻해지는 건 적외선의 효과다. 적외선은 투과력이 강해서 우리 몸의 심부까지 도달할 수 있다. 이 점에 착안하여 온열요법에서는 원적외선 기구들을 만들어 몸을 덥히는 효과를 낸다. 그리고 자외선은 피부에서 비타민D를 만들어낸다. 비타민D는 칼슘과 인의 대사에 필수적이다. 체내에서 부족해질 경우 뼈가 약해져 골다공증이나 관절 통증, 골절 등이 일어나기 쉽다. 또 비타민D는 행복 호르몬이라 불리는 세로토닌 생성에도 영향을 미친다. 그래서 비타민D가 부족할 경우 행복감을 적게 느끼고 심하면 우울증이 발생하기도 한다. 겨울철, 그리고 날씨가 좋지 않은 나라들에 우울증 환자가 많은 것도 이 때문이다.

햇볕을 쬐는 것은 돈 안 드는 건강 관리법이다. 매일 시간을 내서 햇볕을 쬔다면 몸속까지 따뜻해져 건강해질 뿐 아니라 혈행이 촉진된 혈관을 타고 비타민D도 적재적소에 잘 도달할 수 있다.

: 근육에게
일을 시켜라

간과 뇌, 심장, 신장 등 우리 몸의 장기들은 체온을 유지하는 데 큰 도움을 준다. 쉬지 않고 일하면서 열을 만들어내기 때문이다. 이들이 만들어내는 열이 전체의 50%를 훨씬 넘는다. 그런데 이들 장기의 운동량은 우리가 인위적으로 늘릴 수가 없다. 체온을 올리려면 그 외의 방법을 찾아야 한다.

그래서 필요한 것이 근육을 늘리는 일이다. 근육이 만들어내는 열은 우리 몸 전체 열 생산량의 22%로 단일 부위로는 가장 많은 비중을 차지한다. 이는 곧 몸에 근육이 많을수록 체온을 높이는 데 이롭다는 뜻이다. 그 이유는 기초대사량이 높아지기 때문이다. 기초대사량은 아무것도 하지 않고 가만히 있어도 인체가 기본적으로 소비하는 에너지를 말하는데, 이렇게 에너지를 소비할 때 열이 발생하는 것이다.

우리 몸의 근육은 허리와 다리 쪽에 70%가 몰려 있다. 그러므로 체온을 높이려는 목적으로 운동을 할 때는 걷기나 조깅, 스쿼트처럼 하체와 허리 쪽의 근육을 강화해주는 운동이 좋다. 그러면 운동 자체로도 체온이 높아질 뿐 아니라 근육량이 늘어나 가만히 있을 때도 더 많은 열이 생산된다. 이게 바로 근육에게 일을 시키는 방법이다.

체온을 높이는 근육운동

- **걷기**

  1. 한 컵 정도의 미지근한 물을 마신다.
  2. 약간 숨이 찬 듯한 속도로 걷기와 천천히 걷기를 반복한다.
  3. 허리를 곧게 세우고 정면을 바라보며, 팔과 다리를 힘차게 뻗는다.

  → 매일 1시간 정도를 꾸준히 걷는다. 전후로 미지근한 물 한 컵을 마시면 독소 배출이 원활해진다.

- **조깅**

  1. 한 컵 정도의 미지근한 물을 마신다.
  2. 처음에는 가볍게 걷기부터 시작하여, 약간 숨이 찬 듯한 정도로 걷고, 속도를 더 높여 뛴다.
  3. 속도에 변화를 준다.

  → 음악을 들으면서 하면 지치지 않고 할 수 있으며, 수시로 물을 마셔주면 독소 배출에 도움이 된다.

- **스쿼트**

  1. 양팔을 앞으로 쭉 뻗는다.

  2. 숨을 들이마시면서 천천히 양 무릎을 굽힌다.

  3. 허벅지가 바닥과 평행이 된 상태에서 멈춰 자세를 유지한다.

  4. 숨을 내쉬면서 천천히 양 무릎을 편다.

  → 등을 똑바로 펴고, 무릎이 발끝보다 앞으로 나오지 않게 한다.
    5~10회 실시한 후 1분 휴식을 1세트로, 총 3~5세트 실시한다.

- **플랭크 운동**

  1. 양손을 바닥에 'ㅅ' 자로 대고 엎드린다.

  2. 시선은 바닥을 향하게 하고 팔꿈치가 90도가 되도록 짚는다.

  3. 가슴부터 종아리까지 몸을 모두 띄워서 일직선으로 만든다.

  4. 몸이 떨려 버틸 수 없을 정도가 되면 천천히 내려온다.

  → 처음에는 1분 정도부터 시작하여 시간을 늘려간다.
    팔에 힘을 주기보다 배와 엉덩이, 허벅지에 자극을 느끼며 운동하면
    몸 중심부 근육이 강화된다.

스트레스를 없애면
냉증도 사라진다

《인간은 왜 늙는가》(2005, 궁리)
에서 스티븐 어스태드[Steven N. Austad]는 이렇게 썼다.

"의학의 관점에서 볼 때 장수하는 것이 최선이 아니라 건강
하게 오래 사는 것, 그것이 제대로 오래 사는 것이다. 나이를 먹
어감에 따라 점점 약해지는데도 영원히 살고 싶은 사람은 거의
없기 때문이다. 인간의 수명을 건강을 유지하면서 엄청나게 늘
이는 방법을 개발하는 것이 더욱 중요하다."

그는 현대 의학으로 암과 심장병을 모두 정복한다 해도 인간

의 수명은 겨우 6년밖에 늘어나지 않는다고 말했다. 그간 의학은 눈부신 발전을 이뤄왔으나 이제 한계에 도달했다는 지적이다. 미래에는 의학의 초점을 질병에 두는 것이 아니라 건강에 두어야 한다는 뜻으로 이해할 수 있다. 그러기 위해 우선되어야 할 것이 스트레스의 해소다.

: 만병의 근원, 스트레스

육체적 피로와 수면 부족이 지속되어 인체 전반에 피로가 축적되면 주로 하반신이 냉해지고 상반신에서는 열이 발생한다. 아래가 따뜻하고 위는 차가워야 기혈이 순조롭게 순환하는데 이는 완전히 반대되는 상태가 되는 것이다. 열이 아래로 하강하지 못하고 위로 치밀어 에너지의 흐름이 막힌다. 이 때문에 자고 일어나도 개운하지 않고 수시로 피로감을 느끼며, 어지럼증을 느끼거나 시야가 어른거리고, 얼굴이 쉽게 붉어진다. 그래서 더욱 예민해지고 신경질적이 되며, 사소한 일에도 쉽게 흥분하고 조급해하며, 잠을 잘 자지 못하고, 부정적 정서가 강해져 울화가 쌓인다.

이것이 바로 스트레스 상황이다. 스트레스는 인체의 자율신경계를 교란시켜서 저항력을 떨어뜨리기 때문에 만병의 근원이 된다. 스트레스가 가해지면 우리 몸은 긴급 상황에 대처할 에너지를 확보하기 위해 혈당과 혈압을 높인다. 그리고 몸이 긴장함에 따라 혈관이 수축되어 체온은 떨어진다.

: 결국엔
순환의 문제다

한의학에서는 생체 기능을 담당하는 세 가지 구성 성분을 기혈수氣血水로 본다. 기는 모든 생리 기능을 움직이는 에너지이고, 혈은 혈액이며 수는 체액과 림프액 등 수분을 가리킨다. 이 세 가지는 서로 밀접하게 연관되어 끊임없이 몸속을 순환한다. 기혈수가 균형을 이뤄 조화로운 상태에서는 영양분의 공급과 노폐물의 배출이 원활하여 자연치유력이 높다.

이와 같은 순환의 문제는 체온을 높이는 데서 출발하여 풀어갈 수 있다. 체온이 올라가면 세포의 분자 활동성이 높아져서 혈액이 활발하게 움직인다. 이에 따라 피가 맑아지고 뭉친 혈이 풀려 신진대사가 원활해진다. 원활한 신진대사는 다시금 체온을 상승시키는 작용을 한다. 이런 선순환을 통해 면역력이 높아져 자연치유력이 강화된다.

: 걱정을
내려놓자

심리학자이자 베스트셀러 작가인 어니 젤린스키^{Ernie J. Zelinski}는 《느리게 사는 즐거움》(2008, 새론북스)에서 이런 말을 했다. "우리가 하는 걱정거리의 40%는 절대 일어나지 않을 사건들에 대한 것이고, 30%는 이미 일어난 사건들, 22%는 사소한 사건들, 4%는 우리가 바꿀 수 없는 사건들에 대한 것이다. 나머지 4%만이 우리가 대처할 수 있는 진짜 사건이다. 즉, 96%의 걱정거리가 쓸데없는 것이다."

절대 일어나지 않을 사건 또는 이미 일어나버렸거나 일어나도 어쩔 수 없는 사건이라면 걱정을 해봐야 쓸모가 없다. 그리고 나머지 4%조차 우리가 대처할 수 있는 사건이라면, 도대체

걱정할 일이 무엇인가? 우리는 쓸데없는 걱정을 안고 스트레스를 만들어가며 살고 있다. 그런데 걱정을 함으로써 얻는 것보다 잃는 것이 더 많다면 나만 손해 아닌가?

과테말라의 한 인디언 부족은 걱정이 많아 잠을 못 이루는 아이 머리맡에 자그마한 인형을 놔준다고 한다. "걱정은 이 인형이 대신 해줄 테니 안심하고 자렴." 나무와 헝겊으로 만든 그 인형의 이름은 '걱정 인형'이다. 우리도 걱정 인형을 하나씩 장만하는 건 어떨까.

1분 만에 스트레스 날리는 법

1. 순간 신체 스캔

먼저 편하게 앉거나 누워서 눈을 감는다. 그리고 발부터 머리까지 올라오면서 몸의 각 부위를 떠올리며 스캔을 하듯이 그 상태를 느껴보고, 긴장을 푼다. 이런 신체 스캔 명상을 통해 갈등과 불안감을 없애고 평정심을 찾을 수 있다.

2. 자연음 듣기

대양이나 열대우림, 개울 등의 자연 풍광에서 나오는 소리를 1~2분 정도 들어보라. 요즘에는 이런 자연음을 들려주는 앱이 많이 나와 있다. 고래나 새, 고양이 소리도 좋다. 자연의 소리는 스트레스 호르몬이 생산되는 것을 막는다.

3. 소리 내어 웃기

예전에 재미있었던 기억을 떠올리며 짧게라도 웃어라. 연구에 따르면 웃음은 두뇌에서 엔도르핀을 샘솟게 하고, 근육을 이완시키는 것으로 나타났다.

4. 심호흡

1분 정도만 깊게 숨을 들이켰다 뱉는 것을 반복해보라. 정신과 신체가 생기를 되찾는 데 도움이 된다. 연구에 따르면 심호흡을 하면서 명상을 잠깐만 해도 신체의 스트레스 반응이 휴식 반응으로 바뀌는 것으로 나타났다.

5. 천연 오일

냄새를 처리하는 뇌의 부위는 감정과 기억력을 관장하는 부위 가까이에 있다. 따라서 향기는 즐거운 감정을 유도하고, 마음을 안정시키는 데 아주 강력한 수단이 될 수 있다. 천연 오일을 책상 주변에 배치해놓거나 피부에 조금만 발라도 스트레스를 없앨 수 있다.

6. 목과 어깨 마사지

목과 어깨는 소위 '스트레스 삼각지대'로 불리는 곳이다. 하던 일을 멈추고 긴장 상태가 풀리도록 이곳을 마사지해보자. 목과 어깨 부위 근육을 마사지하면 스트레스로 인한 긴장감도 사라진다.

7. 춤추기

춤을 추면 몸의 긴장이 누그러지고, 기분도 좋아진다. 어떤 모양의 춤동작이건 엔도르핀을 솟아오르게 한다. 컴퓨터 앞에서 물러나 헤드폰으로 자기가 좋아하는 곡을 들으며 1분 정도만 몸을 흔들어보자. 기분이 아주 좋아질 것이다.

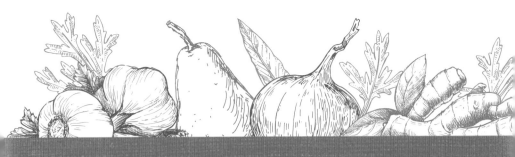

6장 ────────────────────────────────────

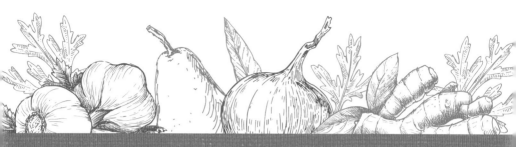

냉증 잡고
면역력 높이는 청혈습관

발의 온도를 높여서
몸속 열을 순환시켜라

"머리는 차게 하고, 발은 따뜻하게 하며, 위장은 가득 채우지 말라." 전설의 명의 편작扁鵲이 가족에게 남긴 유언이라고 한다. 아마도 평생의 의술을 압축한 말이었을 것이다. 그런데 우리는 그와 정반대로 가고 있다. 스트레스로 머리는 뜨거우며, 저체온으로 발은 차고, 과식이 일상화되어 배를 넘치도록 채운다.

발의 체온을 올려서 열을 순환시키려면 어떻게 해야 될까? 혈액도 잘 흘러야 건강한 것처럼 체온을 지키기 위한 핵심도 열의 순환에 달려 있다. 열의 순환 장애로 위가 따뜻하고 아래가 차가운 상열하한^{上熱下寒}의 병적인 상태가 지속되면 장기 기능이 저하되고 이는 곧 면역력이 떨어지는 원인이 된다. 차가운 기운은 올려주고 뜨거운 기운은 내려줘서 체온을 유지하는 방법을 만나보자.

: 하루 2분,
손과 발의 열을 높여라

우리 몸의 냉기를 없애고, 체온을 올리면 수족냉증뿐만 아니라 암, 고혈압, 당뇨를 완화하는데 도움이 된다. 하루 2분, 손과 별의 열을 높여 체온을 상승시키는 운동법을 알아보자.

전신 체조는 혈액순환을 촉진시키고, 체온을 상승시켜 몸 안의 독소를 배출하는 효과가 있다. 머리, 손, 손가락, 손바닥 순서로 진행하는 것이 중요하다. 곤지곤지할 때 손바닥의 3분의 1지점 가운데 노궁혈을 콕콕 찌르는데, 노궁혈을 지압해주면 심장기능을 개선하고, 피로회복에 좋고, 혈액순환에 좋다.

특히 발바닥은 인체에서 가장 낮은 곳의 혈로 냉하기 쉬운 곳이다. 장의 기능을 활성화시키는 최고의 혈자리, 용천혈만 매일 자극해도 냉증과 혈액 순환장애가 생기지 않는다. 곤지곤지와 똑같은 방법으로 발바닥에 있는 용천혈을 눌러 지압을 해주면 신장의 기능이 좋아져 기혈의 흐름이 촉진되고, 체온 1도 올리는데 효과적이다.

1. 도리도리: 머리의 혈액 순환을 촉진하는 최고의 운동법이다.

2. 쥠쥠: 양손가락을 쥐었다 폈다 하는 동작, 손의 경락을 소통하는 운동법이다.
   혈액순환에 가장 중요한 혈을 자극해 심장 혈액순환에 좋은 운동이다.
   의자에 앉아서 무릎을 폈다 구부렸다 하는 동작을 반복해도 좋다.

3. 곤지곤지: 손바닥을 펴고, 오른손 검지를 왼쪽 손바닥에 반복해서 닿게 하는 동작이다.
   곤지곤지할 때, 손바닥의 지압점인 노궁혈 자리를 누른다.

4. 발바닥 박수: 곤지곤지와 똑같은 방법으로 발바닥에 있는 용천혈을 눌러 지압을 해준다.

: 족욕, 반신욕을 가까이 하라

현대인이 저체온증에 시달리게 된 요인 중의 하나가 목욕 문화의 변화다. 가정마다 욕조가 생기면서 동네 목욕탕에 가서 따뜻한 물에 몸을 푹 담그는 일이 없어지고 대부분 짧은 샤워로 대신하게 되었기 때문이다. 아쉽게도 샤워만으로는 체온을 올릴 수 없다.

따뜻한 물을 이용하여 체온을 올리는 방법은 고대부터 널리 활용되어 왔다. 로마의 공중목욕탕은 당시의 문화를 대변할 정도로 유명하고, 중국의 가장 오래된 의서인 《황제내경》에도 목욕을 통해 병을 치료하고 통증을 완화할 수 있다는 '지수법漬水法'이 소개되어 있다.

따뜻한 물에 몸을 담그고 있으면 체온이 올라가면서 온몸의 털구멍과 땀샘이 열려 몸 안의 노폐물과 남아도는 수분이 원활하게 배출된다. 이와 함께 자연스럽게 인체의 수압이 균형을 이뤄 혈액과 림프액의 흐름이 개선된다. 그러면 신선한 산소와 영양분이 몸 안 구석구석까지 제대로 흐르게 된다. 또한 신장의 효율도 좋아지고 배뇨량도 늘어나 수독이 배출되기 때문에 부종이 가라앉는 데에도 도움을 준다.

입욕을 하면 탕 안에서는 부력이 작용해 체중이 평소의 10분의 1 이하가 된다. 근육과 관절에 가해지는 압력이 그만큼 줄어들기 때문에 평소 근육에서 느껴지던 통증을 가라앉히는 치료효과까지 얻을 수 있다. 또한 부교감신경이 작용해 뇌에서 좋은 파장인 알파파를 배출하게 된다. 목욕을 하고 나면 긴장이 풀리고 기분이 좋아지는 것도 바로 이 뇌의 알파파가 인체에 작용하는 결과다.

필자는 체온을 올리는 가장 효과적인 방법으로 매일 반신욕이나 족욕을 할 것을 권한다. 이것이야말로 두한족열을 문자 그대로 실천하는 방법이다. 두한족열은 가장 건강한 몸의 상태로 머리는 차고 발은 따뜻함을 말한다. 건강한 사람은 이런 상태가 항상 유지되어 신진대사가 원활하다. 반면, 건강에 이상이 있는 사람들의 체온을 살펴보면 상체에 비해 하체가 차갑다.

먼저 반신욕은 38~40도의 따뜻한 물에 가슴 아래까지를 담그고 10분 정도 휴식을 취하는 방법이다. 조금 있으면 배와 하반신이 따뜻해지면서 온몸에 열기가 돌게 된다. 혈액순환이 촉진되면서 땀이 나고 몸속 곳곳의 독소가 쉽게 빠져나간다.

주의할 것은 반신욕을 하고 나서 덥다고 찬물을 벌컥벌컥 들이키거나 선풍기 또는 에어컨 앞으로 달려가서는 안 된다는 것이다. 이는 냉기를 다시 불러들이는 일로, 냉기는 몸에 들어오기는 쉽지만 일단 들어온 다음에는 빼내기가 어렵다.

반신욕에 버금갈 정도로 효과가 있는 방법이 족욕이다. 40~43도의 물에 발목까지를 담그고 30분 정도 긴장을 이완한 상태로 있는 것이다. 발은 제2의 심장으로 불릴 정도로 온몸의 혈이 집중되어 있다. 그러므로 발을 따뜻하게 하는 것은 몸의 각 기관을 따뜻하게 하는 효과를 가져온다. 족욕은 종일 체중을 지탱하느라 고생한 발의 피로를 풀어주는 최고의 방법이다. 반신욕보다 신체에 무리가 덜 가기 때문에 반신욕을 하면 현기증이 나거나 답답함이 느껴지는 사람, 혈압이 높은 사람도 무리 없이 할 수 있다. 물이 식으면 따뜻한 물을 더 부어 온도를 맞춰주고, 허브나 약초 등을 가미하면 추가적인 효과도 얻을 수 있다. 예컨대 생강을 갈아서 넣으면 체온 상승 효과가 더 높아진다.

이처럼 발을 따뜻하게 하면 말초혈관이 이완되어 심장의 부담을 덜어준다. 독일 에센대학교의 안드레아스 미칼센[Andreas Michalsen] 박사가 이에 관한 연구 결과를 내놓았다. 경증의 심부전증 환자, 즉 심장의 이완과 수축 기능이 떨어져 문제를 겪는 환자들을 대상으로 한 실험에서 손발을 따뜻하게 했더니 숨이 차거나 가슴이 답답한 증상이 줄었다고 한다. 팔과 다리의 혈관이 확장되어 혈행이 원활해짐으로써 심장의 부담이 줄었음을 알 수 있다.

잠자리에 들기 1시간에서 30분 전에 하면 숙면을 취할 수 있으므로 더욱 이롭다.

양파껍질 각탕

> 🍲 **준비물**: 양파껍질, 말린 쑥 각 한 주먹, 흑설탕 1컵

각탕은 다리까지 뜨거운 물속에 담그는 족욕 방법으로 종아리까지 담구어서 하체의 혈액을 상체로 끌어올리고, 하체의 체온까지 높여줘서 혈액순환을 활발하게 하는 데 도움이 된다.

우선 평소 손질하고 모아둔 양파껍질 한 주먹, 말린 쑥은 한 주먹 정도를 집에 있는 면보나 이런 육수 팩에 담아 준비한다. 발목까지 담글 수 있는 통에 40~43℃ 정도의 물을 준비한다.

물 온도 맞추는 걸 어려워할 필요는 없다. 손을 넣었을 때 따

뜻한 정도, 체온보다 약간 높은 온도의 물이면 된다. 양파껍질, 쑥 담은 육수 팩을 물에 넣고 양발을 담가주면 된다.

이때, 정강이뼈 안쪽에 있는 혈자리인 '삼음교'까지 잠기도록해주는 게 각탕의 중요한 포인트다. 삼음교는 발목 안쪽에 튀어나온 복사뼈 위로 손가락 세 네 마디 위에 위치한 곳으로, 혈자리를 몰라도 발목까지 충분히 잠길 수 있도록 하면 된다.

발에서 차가워진 혈액은 우리 몸 속 제2의 심장인 종아리에 의해 전신으로 퍼져나간다. 그런데 종아리 전체를 담그려면 물도 많이 필요하고, 마땅한 통이 없을 수 있다. 그 대신 '삼음교'까지 따뜻하게 하면 발가락, 발등, 발목 등 50여개의 혈자리의 순환이 개선되고, 근육과 혈액량을 증가시킨다. 특히 삼음교 혈은 삼음인 비장, 간장, 신장의 기와 혈액이 원활하게 순환하는 것을 도와주기 때문에 삼음교까지만 담가도 다리 전체를 자극하는 것과 같은 효과를 볼 수 있다.

양발을 담근 다음에 흑설탕을 넣어주면 발열 효과가 더 올라간다. 독소배출 효과까지 있기 때문에 빼놓지 않고 넣어주면 좋다. 재료를 다 넣고 15~30분 정도 발을 담그고 휴식을 취하도록 한다. 물이 식으면 뜨거운 물을 보충해서 온도를 쭉 유지해주는 게 좋다.

각탕은 각 재료의 성분이 피부를 통해 체내로 들어오기 때문에 먹는 것과 같은 효과를 볼 수 있다. 양파와 양파껍질에 있는 황화합물의 일종인 유화아릴 성분은 혈관을 확장시키고 체온을 높여주는 효과가 있다. 또한 쑥의 치네올 성분은 살균작용을 하고 모세혈관을 튼튼하게 해서 혈액순환을 돕는다.

양파껍질과 말린 쑥을 함께 넣으면 좋은 이유는 우선 양파껍질이 혈관을 확장시키고, 쑥이 혈관을 튼튼하게 뒷받침해서 상호작용을 하는 것은 물론, 한 번에 열을 상승시키는 데도 도움이 된다.

족욕의 효과

- 혈액과 림프의 흐름을 좋게 한다.
- 몸이 따뜻해져 혈액이 구석구석까지 원활하게 공급된다.
- 백혈구의 활동성이 높아져 면역력이 잘 발휘된다.
- 부교감신경이 자극되어 긴장이 풀리고 마음이 느긋해진다.

찜질로 배를
따뜻하게 해라

허준의 《동의보감》에는 "두무냉
통 복무열통頭無冷痛 腹無熱痛"이라는 구절이 있다. 머리는 차가워서
아픈 법이 없으며, 배는 뜨거워서 아픈 법이 없다는 말이다. 세
종대왕은 궁 안에 구들방 초가를 만들어놓고 자주 이용했으며,
광해군은 황토방에서 종기를 치료했다는 기록이 있다. 바로 배
찜질의 효과를 궁중에서도 알고 있었던 것이다. 배는 위장, 대
장, 간, 췌장, 신장, 방광, 자궁 등 중요한 장기가 모여 있는 곳이
다. 그래서 한의학에서는 하복을 단전이라 하며 무척 중시한다.

하복부는 여성에게 특히 중요한데 여성의 복잡한 생식기관이 여기에 밀집되어 있기 때문이다. 한국인에게는 냉증이 흔한 질병이며 남성보다 여성에게서 특히 많이 나타난다. 심한 수족냉증도 배 찜질을 하면 개선되는 사례를 많이 보았다.

배를 따뜻하게 하면 내부 장기의 활동력이 높아져 대사가 촉진되며, 면역력이 향상되어 질병에 걸리지 않을 뿐 아니라 병도 쉽게 치료될 수 있다. 배의 체온을 중점적으로 올려주는 방법이 바로 배 찜질이다. 어떤 방법이든 체온만 올려주면 되는데, 팥을 이용해 찜질을 한다면 효과가 더욱 높아질 것이다. 팥은 온열, 축열 작용을 하므로 찜질 재료로 좋다. 한겨울 호호 불어가며 먹었던 동지팥죽에 선조들의 지혜가 담겨 있음을 새삼 알 수 있다.

팥찜질팩은 간단히 직접 만들 수 있으며, 전자레인지에 2~5분 정도 돌린 후 배에 올려놓고 휴식을 취하면 된다. 주머니를 조금 작게 만들어 손난로로 활용해도 좋다.

간단하게 팥찜질팩 만들기

1. 천과 팥을 준비한다.

2. 천을 반으로 접어 3면을 박음질하여 주머니를 만든다.

3. 주머니에 팥을 70% 정도 넣는다.

4. 팥이 쏠리는 것을 막으려면 입구 방향으로 2~3줄 박음질을 해주면 된다.

선재광 도자기 찜질기 활용하기

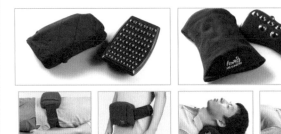

▲ 도자기 배 찜질기　　　　▲ 도자기 목 찜질기

도자기 찜질기를 활용하면 체온을 상승시키는 온열요법을 일상에서 편리하게 실천할 수 있다. 원적외선이 다량으로 방출되어 체내에 깊숙이 침투하므로 체온을 빠르게 상승시켜 냉증을 제거하고 혈액의 흐름을 활성화시킨다. 특히 목과 배를 따뜻하게 해야 체온이 빨리 상승되므로 목 찜질기와 배 찜질기 두 종류를 나눠 사용하면 좋다.

체온중추가
살아나는 음식을 먹어라

: 5열 청혈청

체온을 올릴 수 있는 근본적인 방법은 바로 청혈이다. 청혈의 목표는 피를 맑게 해주는 것이다. 혈액이 탁하고 끈적하면 혈액이 손발까지 충분하게 가지 못해서 수족냉증이 발생한다. 이 탁하고 끈적한 피가 전신에 충분하게 혈액을 공급하지 못하니 전신에 각종 질병을 발생시키는 악순환이 반복되는 것이다. 그래서 피를 맑게, 청혈 하는 것이 바로 체온을 높이고, 만병을 예방하고 치료하는 가장 확실한 방법이다. 깨끗한 혈액이 잘 흐르기만 해도 순환이 좋아지기 때문에 말초까지 따뜻하게 덥혀줄 수 있다.

특히 겨울에 체온이 떨어지는 게 더 문제가 되므로 겨울 맞춤용으로 혈액을 맑게 해서 체온을 상승시키는 청혈청을 만들어보자.

하루 두 스푼이면 체온을 올릴 수 있는 이름하여 '5열 청혈청'이다. 열의 발생에 도움을 주는 따뜻한 성질을 가진 다섯 가지 한약을 사용했기 때문에 5열이라고 이름 붙였다. 다섯 가지란 쑥, 당귀, 생강, 계피 그리고 꿀이다. 청혈을 목적으로 만든 청이니 '청혈청'이라고 한다. 5열 청혈청은 모두 성질이 따뜻해서 체온을 올려주는 것은 물론 피를 맑게 하는 효과가 있다.

5열 청혈청 만드는 법

> 🍲 **준비물**: 쑥 20g, 당귀 20g, 대추 20g, 생강 12g, 계피 12g, 꿀 60g

쑥과 당귀, 대추, 생강, 계피는 씻은 후 말려서 잘게 잘라준다. 작게 자를수록 유효 성분이 빨리 잘 우러난다. 이때 대추도 성분도 잘 우러나게 칼로 흠집을 내어준다. 재료를 모두 유리병에 담은 후, 여기에 재료가 잠길 정도로 꿀을 넣어주면 된다. 그 다음엔 3일 이상 둔 다음 드시면 된다. 따뜻한 물에 차로 타 먹어도 되고, 한 스푼씩 아침, 저녁으로 그냥 먹어도 좋다.

⫶ 모과배숙

겨울철에는 폐 건강을 위해 먹는 음식도 달라야 한다. 한의학에서는 형한한음즉상폐形寒寒飮則傷肺하는 말이 있다. 이는 몸을 차게 하거나 찬 음식을 먹으면 폐가 상한다는 말이다. 찬 기운을 막고 체온 유지에 핵심적인 역할을 하는 폐가 상하지 않도록 하는 특별한 음식이 바로 모과배숙이다.

배숙은 매우 귀한 음료로 궁중에서만 먹었다. 배숙은 많이들 들어봤겠지만 폐의 건강을 위해서는 모과배숙이 더욱 좋다. 모과는 성질이 따뜻하고, 폐를 도와 가래를 삭혀주고 기침을 멎게 해서 만성 기관지염에 좋고, 폐를 튼튼하게 하는 데 도움이 된다. 사실 모과는 생으로 먹으면 떫은맛이 강하기 때문에 익혀 먹거나 숙성해서 먹어야 한다. 보통 모과청으로 만들어 먹는데 모과청으로 만들면 다량의 설탕이 들어가기 때문에 혈당이 높아질 위험이 있고 또 숙성 기간이 오래 걸리기 때문에 폐 건강을 위해서라도 모과배숙으로 만들어 드시는 편이 좋다.

배는 루테올린, 사포닌 성분이 풍부해 기침, 가래, 기관지염에 도움이 된다. 배는 끓이거나 익혀먹으면 항산화 성분인 폴리페놀이 농축되기 때문에 모과와 함께, 모과배숙으로 만들어 먹게 되면 폐 건강에 훨씬 더 도움이 된다.

모과배숙 만드는 법

🍲 **준비물: 모과, 배, 꿀, 생강, 계피**

우선 계피와 생강을 물에 넣고 20분 정도 끓여서 걸러낸다. 계피와 생강물이 끓는 동안, 모과는 아래를 평탄하게 해서 세울 수 있게 하고, 뚜껑을 만들어 잘라 속을 파낸다. 이때 모과에 따라 아직 속이 단단한 경우에는 속을 파내는 게 쉽지 않은데 전자레인지에 약 5분 간 돌려준 후 속을 파내면 훨씬 더 쉽게 손질할 수 있다.

이렇게 속을 파낸 모과 속에 먹기 좋게 썬 배1/4과 꿀 2큰 술을 넣어준다. 그다음, 미리 만들어둔 계피 생강 끓인물로 모과 속을 채우고, 찜기에 20여 분간 찐 후 그릇에 담아내면 모과배 숙이 완성된다.

편하게 먹기 위해 모과배숙 속에 있는 배와 물을 컵에 따라 낸 후 마시면 된다. 모과는 충분히 영양분이 우러나긴 했지만 버리긴 아까우니 속을 파낸 다음 함께 먹어도 괜찮다.

⦂ 생강

몸속 노폐물 청소부로 불리는 생강은 좋은 음식이자 약이다. 명나라 때 이시진이 지은 《본초강목》에는 "생강은 만병을 예방 한다"라는 구절이 나온다. 또 《동의보감》에는 "생강은 성질이 따뜻하며 맛이 매운 약재로 속이 차거나 몸속에 한습寒濕(춥고 습 함)한 기운이 있을 때 두루 쓰인다"고 쓰여 있다. 한의학에서는 약을 달일 때 10가지 중 7가지가 생강을 넣는다. 그래서 '생강 이 없다면 한의학은 있을 수 없다'는 말까지 생겨났을 정도이 며 '건강의 제왕'이라는 별칭까지 가지고 있다.

생강에는 맵고 싸한 맛이 있는데 바로 진저롤과 쇼가올이라는 성분 때문이다. 이 성분들의 작용으로 생강을 먹으면 금방 몸이 따뜻해지고 땀이 난다. 생강은 몸의 찬 기운을 빠르게 없애주고, 혈중 지질 농도를 낮추며, 살균·항균 작용이 뛰어나 염증을 가라앉히고 종양세포의 성장을 억제한다. 특히 생강과 같은 '뿌리채소'는 하반신을 따뜻하게 해준다. 한의학에는 '상사相似' 이론이라는 게 있다. 몸의 부위와 비슷하게 생긴 것을 먹으면 그 부위가 강화된다는 이론이다. 뿌리채소는 사람의 하반신과 닮았기 때문에 하반신을 강화하는 효과가 있다.

고대 로마에서는 식중독에 걸렸을 때 해독제로 사용했다는 기록이 있으며, 중세 유럽에서는 왕과 상류층만이 먹을 수 있었을 정도로 귀한 대접을 받았다. 체질이나 증상과 상관없이 먹을 수 있으며, 자극이 적고 음식을 통해 다양하게 섭취할 수 있다는 것도 장점이다.

음식에 최대한 활용하여 일상적으로 먹을 것을 권하며, 청혈주스로 만들어두고 마시면 피를 해독하는 데 탁월한 효과를 얻을 수 있다. 또 홍차에 생강을 넣은 생강홍차를 하루 한두 잔 장기적으로 마시면 체온 상승 효과를 더욱 높일 수 있다. 홍차 자체가 따뜻한 성분인 데다 생강의 성분이 더해지기 때문이다.

다만, 39도 이상의 고열일 경우나 위장에 염증이 있는 경우,

체온 1도의 기적

혀나 안면에 매우 붉은 기운이 나타날 때, 맥박이 1분간 90번 이상 뛸 때 등은 주의해야 한다. 또 건조한 체질일 경우에도 몸이 따뜻해져 소변량이 감소할 수 있다.

반신욕이나 족욕을 할 때 생강즙이나 슬라이스를 첨가하는 것도 좋은 방법이다.

생강의 효능

- 이뇨·배뇨 작용
- 신진대사 활성화
- 혈액 노폐물 및 독소 제거
- 체온 상승 및 면역력 증가
- 살균·항균 작용
- 신경 진정 작용

생강홍차 만드는 법

홍차에 생강즙이나 얇게 저민 조각을 넣는다. 홍차 1잔을 기준으로 할 때 생강은 엄지손가락 한 마디 정도면 적당하다.

: 마늘

〈타임〉지가 선정한 세계 10대 건강식품의 하나이자 미국 국립암연구소에서 선정한 48가지 항암식품 중 1위를 차지한 마늘. 마늘은 단군신화에도 등장할 만큼 우리에게 친근한 식품이다. 우리 선조들은 냄새 한 가지를 제외하면 모든 것이 이롭다 하여 일해백리一害百利라고 불렀다. 《동의보감》에 "마늘은 비장을 튼튼하게 만들어주고 위장을 따뜻하게 하며 풍습風濕(바람과 습기)을 없애고 냉증을 다스린다"고 쓰여 있다.

마늘은 우리나라뿐 아니라 고대 이집트부터 인도, 중국 등 세계 여러 나라에서도 역사적으로 특별한 음식이자 약으로 인정받아왔다. 고대 이집트의 피라미드에는 마늘에 관한 상형문자가 적혀 있다. 피라미드를 건설할 때 인부들에게 마늘을 먹여 중노동과 더위를 견디게 했다는 기록이다. 중국에서도 만리장성을 쌓을 때 인부들에게 마늘을 먹였다고 전해진다. 더운 날씨에 기력이 떨어지고, 이로 인해 체온 조절에 어려움을 겪을 수 있는데 마늘로 이를 이겨낸 것으로 추측한다.

마늘의 특유한 향을 내는 성분은 알리인인데 이것이 알리신으로 화학변화를 일으켰을 때 냄새가 나게 된다. 마늘을 자르거나 다질 때 세포막이 손상되어 알리인이 조직 내에 있던 알리나제라는 효소와 결합함으로써 알리신이 만들어진다. 바로 이 알리신이 강력한 살균·항균 작용을 하는 것이다. 알리신이 우리 몸속에서 비타민 B1과 결합하면 알리티아민이 된다. 이 성분은 신진대사를 촉진하여 피로를 빠르게 회복할 수 있게 해주며 당뇨 예방, 변비 해소, 해독, 신경 안정 등의 효과를 가져다준다. 마늘에는 이 외에도 다양한 유황화합물이 있다. 식품의약품안전처에서는 이러한 효능을 인정하여 2015년 1월 1일부터 마늘을 건강 기능식품 원료로 고시했다.

우리나라의 경남 남해와 이탈리아의 몬티첼리는 세계적으로 널리 알려진 마늘 주산지다. 이곳에는 75세 이상 장수 노인들이 다른 지역보다 3배 이상 많은 것으로 알려져 있다. 우리 음식 대부분에 마늘이 들어가는 것은 참으로 다행한 일이라 하겠다. 의학계에서는 하루에 생마늘 1~2쪽을 꾸준히 먹으면 암을 예방하는 데 도움이 된다고 밝히고 있다.

다만, 지나치게 많이 먹으면 위가 쓰리거나 자극되기 때문에 조심해야 한다. 위의 자극 때문에 생마늘을 먹기가 힘들다면 구워 먹어도 좋다. 마늘은 구워도 영양가의 변화가 거의 없으며, 강한 냄새가 없어져 먹기에 편하고 소화 흡수율도 높아진다. 또

《임원경제지》에 보면 "마늘을 꿀과 함께 먹으면 죽는다"는 기록이 있는데, 이는 열이 많은 사람이 복용했을 경우 부작용이 있을 수 있음을 경고한 것으로 볼 수 있다. 꿀도 열성 식품이고 마늘도 열성 식품이어서 둘을 함께 먹을 경우 상승 작용이 나타날 것을 우려한 것이다. 하지만 열이 많은 체질이라도 몸에 질환이 없는 경우에는 하루 2~3쪽을 먹는 것은 상관이 없다.

마늘의 효능

- 체온 상승
- 혈관 확장
- 몸속 독소 제거
- 위장 독소 제거
- 살균·항균 작용
- 면역 증진

마늘장아찌 만드는 법

봄철 햇마늘이라면 껍질째 장아찌를 만들 수 있으며, 그 외 계절이라면 껍질을 까서 준비한다. 다음은 깐 마늘 50알 기준이다.

1. 마늘을 씻어서 물기를 말린다.

2. 물 6컵, 식초 3컵, 설탕 1컵, 소금 1컵을 넣고 끓인다.

3. 마늘을 밀폐용기에 넣고, 2를 부어 3개월 정도 숙성시킨다.

: 계피

계피는 체온을 올리는 데 생강에 버금가는 음식이다. 몸을 따뜻하게 하여 혈액순환을 촉진하고 체내 독소를 배출하도록 땀을 내므로 수족냉증에 효과적이다. 비위의 기능을 좋게 하므로 소화기 계통이 약해 소화장애가 있거나 복부가 차가워 변비, 복통이나 설사가 잦은 사람에게 특히 좋다. 하복부가 차가워서 생기는 방광염에도 효과가 있다.

특히 계피는 그 탁월한 배독 효과로 주목받고 있다. 2014년 워싱턴 주립대학교 연구팀은 계피가 병원성 세균에 의해서 발생하는 식중독을 예방하는 데 도움을 준다고 발표했다. 연구팀은 아주 적은 양의 계피로도 충분한 효과를 볼 수 있다며 '1리터의 물에 계피 원액 10방울 정도'를 희석해 사용하면 24시간 내 세균 대부분이 죽는다고 설명했다.

또 계피가 공복 혈당, 나쁜 콜레스테롤^{LDL}, 중성지방은 낮추고 좋은 콜레스테롤^{HDL}은 높이는 것으로 밝혀졌다. 스웨덴 말뫼대학교 연구팀은 디저트에 계피를 섞어 먹게 한 후 2시간 뒤 혈당이 낮아진 것을 확인했다고 발표했다.

계피는 계수나무의 껍질로 맵고 단맛이 나는 것이 특징이다. 계피에는 특유의 향이 있는데 이를 그다지 좋아하지 않는 사람도 있다. 이런 사람들은 수정과로 만들어 먹는 것도 한 방법이다. 당 수치가 높아 걱정이라면 계피와 대추를 1:2 비율로 하여 차로 끓여 마실 것을 권한다. 또는 연근정과를 만들 때 계피를 함께 넣고 삶아 계피·연근정과로 먹어도 좋다.

계피의 효능

- 체온 상승으로 수족냉증 개선
- 소화기관 활성화
- 하복부를 따뜻하게 하여 변비 개선
- 독소 배출
- 식중독 예방

수정과 만드는 법

1. 생강을 꿀에 절여 생강청을 만든다.

2. 계피와 생강청을 물에 넣고 끓인다.

3. 2를 냉장고에 식혀두고, 마실 때 감말랭이를 넣는다.

계피·연근정과 만드는 법

1. 물에 연근과 계피를 넣고 5분 정도 삶는다.

2. 조청과 꿀을 넣고 약한 불에서 10분 정도 조린다.

3. 체에 밭쳐 꾸덕꾸덕하게 말린다.

면역 혈자리를
자극하라

　뜸은 기록에 의한 것만도 3,000년의 역사를 가진 온열치료의 핵심적인 방법이다. 어쩌면 인류가 불을 사용하게 된 시점부터 뜸은 활용되었을 것이다. 지금과 방식은 많이 다르겠지만, 열기가 주는 통증 완화와 긴장 이완의 효과를 당시 인류도 경험으로 알았을 것이다.

　뜸은 인체에 열기를 직접 공급하므로 가장 효과적으로 냉기를 몰아낸다. 이를 통해 기혈의 순환을 촉진하여 노폐물과 독소를 제거함으로써 우리 몸의 면역력을 높여준다. 그 결과 통증이

완화되고 질병이 치료된다. 특히 암세포를 저지하는 데 큰 역할을 하는데 암세포가 열에 취약하기 때문이다. 뜸을 통해 심부 체온을 꾸준히 높인다면 암의 공포로부터 벗어날 수 있다.

필자는 15년이 넘게 온열요법(뜸) 전문가로 활동하면서 수많은 임상 경험을 쌓아왔다. 암·고혈압 같은 만성 질환, 불면·우울증 등의 정신 질환, 어깨·허리·무릎 등의 통증 질환, 소아와 청소년에게 발생하는 다양한 질환을 뜸으로 치료해 좋은 효과를 보았다. 한여름에도 뜸을 뜨러 오는 '뜸 마니아'들이 의외로 많아 놀라기도 한다. 시간이 갈수록 뜸을 찾는 사람이 증가하고 있어 참으로 다행스럽게 생각한다. 체온을 올리는 데 뜸만큼 효과적인 방법이 없다고 확신하기 때문이다.

뜸은 수천 년의 역사를 가진 검증된 치료법이자 양생법이다. 《황제내경》은 춘추 전국 시대 중 제왕기(BC 770~221)에 쓰였을 것으로 추정되는 가장 오래된 중국 의서인데, 여기에 "오장이 차가우면 병이 생기니 마땅히 뜸으로 치료한다"라는 구절이 나온다. 이것으로 보아 이미 그 이전부터 뜸 치료법이 존재했음을 알 수 있다. 만약 효과가 그다지 없다거나 부작용이 있었다면 이렇게 오랜 세월 애용되지 못했을 것이다.

저체온이 건강에 최대 적이라는 인식이 널리 퍼지면서 냉기를 몰아내고 체온을 올리고자 하는 여러 방법이 등장하고 있다. 운동 요법, 음식 요법, 목욕법, 명상법 등 참으로 다양하며 각각의 장점이 있지만 뜸을 능가하는 방법은 없다. 명나라의 공거중龔居中은 《홍로점설紅爐點雪》에서 뜸법을 만성질환이나 급성질환 모든 병증에 사용할 수 있다고 명확히 제시하였으며, 만성질환의 뿌리를 뽑으려면 약보다 뜸이 더욱 효과가 있다고 강조하였다.

: 쓰기 편한 뜸 치료,
   별뜸

별뜸은 대한한의사 경락진단학회(정학회)와 별뜸 연구소에서 공동으로 연구·개발하여 11가지 특허를 받은 뜸 치료법이다.

뜸에서 가장 중요한 뜸쑥의 연기와 냄새는 없애고, 효과는 더 높인 것이 특징이다. 뜸 뜨는 기구 역시 온도 조절이 가능하게 개발하였고, 뜸 덮개를 씌워 누구나 안전하고 편리하게 사용할 수 있게 하였다.

별뜸에서 주로 사용하는 혈자리는 머리의 백회, 손의 곡지·노궁, 발의 삼리·용천, 배의 12모혈募穴, 등 부위의 12배수혈背俞穴

등 모두 29혈과 기타 5혈 등 총 34혈이며, 별뜸의 주요 역할은 인체의 냉기를 제거하여 기혈의 순환을 원활하게 하려는 데 있다.

별뜸의 주요 뜸자리와 적응증

1. 배 부위 경혈(모혈)과 등 부위 경혈(수혈): 인체의 승강·출입의 운동을 완활하게 하기 위하여 활용

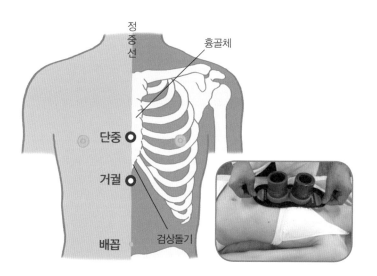

① 배 상부－단중(심포)·거궐(심)·중부(폐)

- 단중혈은 심포의 모혈로 흉부 정중선상에 있으며, 제4늑
  간극과 수평을 이루는 곳으로 양쪽 유두를 이은 선의 가
  운데에 위치한다.
- 거궐혈은 심의 모혈로 상복부의 정중선상에 있으며, 배꼽
  위로 6촌 부위에 위치한다.

배 상부에 뜸을 뜨면 심장과 심포의 기를 하강시켜 정신을
편안하게 하고, 신경성·정신적 장애에 효과가 좋아 마음을 편
안하게 한다. 기침·천식·기관지염·심계항진·심번心煩·유선염·늑
간신경통·흉통·구토·반위反胃[1]·소화불량·위경련·탄산吞酸[2]·식도
협착·위통·심흉통心胸痛·협심증·정신착란 및 얼굴에 기미나 주
름이 생기는 증상에도 효과가 좋다.

② 배 중부－중완(위)·기문(간)·일월(담)·경문(신)·장문(비)

- 중완혈은 위의 모혈로 배꼽에서 위로 4촌 부위에 위치한다.

---

1 음식을 먹은 지 한참 지났는데도 소화가 되지 않아 아침에 먹은 것을 저녁에 토하거나 저녁에
   먹은 것을 아침에 토하는 것이 주 증상이다.
2 위의 신물이 올라와 토하지도 내려가지도 않으며, 속이 쓰려 마치 신 것을 삼킨 듯한 것이 주 증
   상이다.

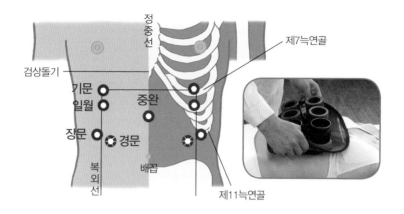

- 기문혈은 간의 모혈로 유두 아래쪽 제6·7늑간극 부위에 위치한다.
- 일월혈은 담의 모혈로 유두의 수직 아랫부분, 제7늑간극에 위치한다.
- 경문혈은 신의 모혈로 복부의 측면 제12늑골의 아래 끝부분에 위치한다.
- 장문혈의 비의 모혈로 복부의 측면 제11늑골 선단에 해당하며, 팔꿈치를 구부리고 겨드랑이를 모았을 때 팔꿈치 끝이 닿는 곳에 위치한다.

배 중부에 뜸을 뜨면 간·담·비·위의 기를 조절하고, 주로 중

초(비위)의 기가 조화를 이루도록 하여 구토·설사·변비·이질·황달·비 만·두드러기·소화불량·음식 부절제로 인한 고혈압·신경쇠약·장명腸鳴[3]·위염·위통·위궤양·위하수·장폐색·급만성 신염·급만성 위장 질환·췌장과 관계된 당뇨 질환 등을 치료한다. 이곳에 노폐물이 쌓이면 단단해지거나 불룩해지거나 차갑게 변한다.

또한 배의 중부는 간장의 기를 소통시키고 비장의 기를 다스리고 어혈을 제거하며, 가슴과 옆구리 부위가 붓고 아픈 경우에도 효과가 좋다.

③ 배 하부—중완(위)·신궐(배꼽)·천추(대장)·석문(삼초)·관원(소장)·중극 (방광)

- 중완혈은 위의 모혈로 배꼽에서 위로 4촌 부위에 위치한다.
- 신궐혈은 정신의 궁궐이라는 뜻으로 배꼽 부위를 말한다.
- 천추혈은 대장의 모혈로 배꼽에서 양쪽으로 2촌 부위에 위치한다.

---

3 복명(腹鳴)이라고도 하며 장에서 물 흐르는 듯한 소리가 나는 것이 주 증상이다.

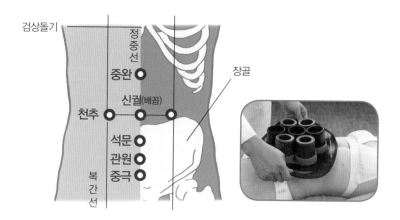

검상돌기

정중선

중완

신궐(배꼽)

천추

석문

관원

중극

복간선

장골

- 석문혈은 삼초의 모혈로 배꼽에서 아래로 2촌 부위에 위치한다.

- 관원혈은 소장의 모혈로 배꼽에서 아래로 3촌 부위에 위치한다.

- 중극혈의 방광의 모혈로 배꼽에서 아래로 4촌 부위에 위치한다.

배 하부에 뜸을 뜨면 신기와 원기를 보하고 양기를 북돋아 피로와 신체허약을 회복하며 얼굴을 윤택하게 한다. 요통·좌골

신경통·복막염·제복통膽服痛[4]·징가癥瘕[5]·방광염·요실금·비뇨계통 결석·생리불순·자궁내막증·헛배부름·장명·복통·수종·설사·이질[6]·부종·발기불능·조루·산기[7]·요폐尿閉[8]·유정遺精[9]·불임증·생리불순·생리통·경폐經閉[10]·대하·자궁탈수·기능성 자궁출혈 및 중풍으로 인한탈증脫症·비만·피부 탄력 저하·변비·탈항脫肛·급만성 장염 등을 치료한다.

④ 등 상부–폐수·궐음수(심포수)·심수

- 폐수는 제3흉추극돌기 아래에서 양쪽으로 1.5촌 부위에 위치한다.
- 궐음수는 심포수心包俞라고도 하며 제4흉추극돌기 아래에서 양쪽으로 1.5촌 부위에 위치한다.
- 심수는 제5흉추극돌기 아래에서 양쪽으로 1.5촌 부위에 위치한다.

---

4 복통에 속하지만 유난히 배꼽 주변이 아픈 것이 주 증상이다.
5 배 속에 덩어리가 있거나 배가 더부룩하게 불러오거나 아픈 것이 주 증상이다.
6 배가 아프고 대변을 보러 가는 횟수가 늘어나면서 대변 양은 적고 설사를 하는 것이 주 증상이다
7 주로 하복부가 격렬하게 아프면서 대소변이 통하지 않는 것이 주 증상이다.
8 하초에 열이 생겨 소변이 제대로 나오자 않는 것이 주 증상이다.
9 성교하지 않았는데도 정액이 흘러나오는 것이 주 증상이다.
10 정상적으로는 생리가 있어야 하는데 없는 것이 주 증상이다.

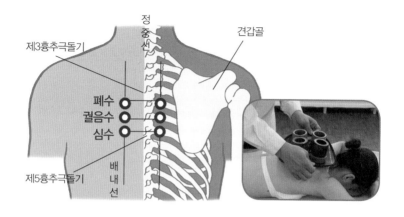

등 상부에 뜸을 뜨면 심·심포·폐의 기를 잘 통하게 하여 가
슴을 편안하게 하고 화기를 다스려 심신을 안정시킨다. 심통心
痛·신경쇠약 및 가슴이 두근거리는 심계心悸·가슴이 답답한 심번
心煩·불면증·여드름·건망증·히스테리·정신착란·흉통·기관지염·
견비통·구토·현기증·피부소양증·얼굴빛이 어둡거나 창백한 증
상·모발이 메마르고 거친 증상·피부가 건조한 증상에 효과가
좋다.

⑤ 등 중부 – 간수·담수·비수·위수

- 간수는 제9 흉추극돌기 아래에서 양쪽으로 1.5촌 부위에
위치한다.

- 담수는 제10 흉추극돌기 아래에서 양쪽으로 1.5촌 부위에
위치한다.

- 비수는 제11 흉추극돌기 아래에서 양쪽으로 1.5촌 부위에
위치한다.

- 위수는 제12 흉추극돌기 아래에서 양쪽으로 1.5촌 부위에
위치한다.

등 중부에 뜸을 뜨면 간·담·비·위의 기를 잘 통하게 하여 머

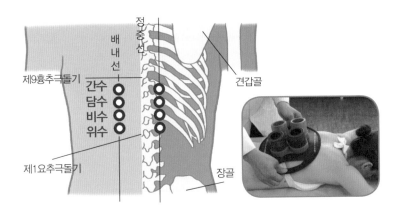

리와 눈을 맑게 한다. 간염·위염·위통·위하수·담낭염·황달·협
통脇痛·토혈·늑간 신경통·급성 및 만성 간염·코피·현기증·안구
충혈·야맹증·근시·사시·생리불순·불면·척배통脊背痛·기미·주근
깨·여드름 등에 효과가 좋다. 또한 구토·식욕부진·헛배부름·소
화불량·배가 더부룩하거나 소화되지 않은 음식물로 인한 설사·
입이 쓰거나 팔다리에 힘이 없는 증상·정체한 습사로 인해 얼
굴이 붓거나 안색이 창백한 경우·너무 야위거나 비만한 경우에
좋다.

⑥ 등 하부—삼초수·신수·대장수·소장수·방광수

• 삼초수는 제1요추극돌기 아래에서 양쪽으로 1.5촌 부위

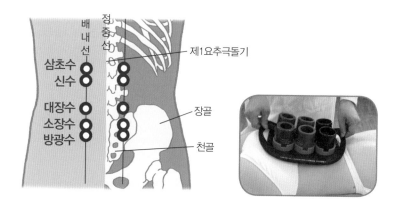

에 위치한다.

- 신수는 제2요추극돌기 아래에서 양쪽으로 1.5촌 부위에 위치한다.
- 대장수는 제4요추극돌기 아래에서 양쪽으로 1.5촌 부위에 위치한다.
- 소장수는 제1천골천추극돌기 아래에서 양쪽으로 1.5촌 부위에 위치한다.
- 방광수는 제2천골천추극돌기 아래에서 양쪽으로 1.5촌 부위에 위치한다.

등 하부에 뜸을 뜨면 삼초·신·대장·소장·방광의 기가 잘 통하여 허리와 척추 부위의 순환이 잘 되어 얼굴에 윤기가 나게 하고 눈과 귀를 밝게 한다. 요통·좌골 신경통·요부 염좌·척추 부위가 뻣뻣하면서 아픈 증상·생식기계통 질환·요혈尿血·하지 냉증·신염·방광염·신하수腎下垂·정력감퇴·이명·수종·신설腎泄[11]·변비·탈모증·유정·야뇨증·발기불능·불임증·생리불순·백대하白帶下[12]·소

---

11 신허(腎虛)로 발생하는 설사로 새벽 3시에서 5시 사이에 설사를 하는 것이 주 증상이다.

12 여자의 생식기에서 흘러나오는 점성 액체인데 마치 허리띠처럼 끊임없이 나오는 것이 주 증상이다.

변이 잘 나오지 않거나 호흡이 짧고 촉박한 증상·모발이 거칠거나 세는 증상·배가 더부룩 하거나 장에서 소리가 나는 증상에 효과가 좋다.

2. 머리 부위의 백회: 인체 전체를 조율하기 위하여 활용

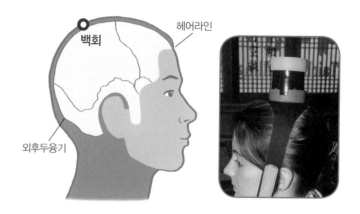

- 백회百會란 '모든 경락이 모이는 곳'이라는 뜻으로 뒷머리의 머리 선에서 위로 7촌 부위, 정수리의 인체 정중선과 두 귀를 연결하는 선이 교차하는 곳에 위치한다.

백회혈은 매우 중요한 혈로 이곳에 뜸을 뜨면 머리가 맑아지고, 정신이 안정되며, 전신에 혈액순환이 촉진되어 인체 전체가 조율 된다. 현대인들은 과중한 스트레스로 만성 두통·정수리 두통·전두통·편두통·후두통 등 각종 두통에 시달리고 있다. 백회혈에 뜸을 뜨면 뇌를 깨어나게 하므로 모든 두통을 치료할 수 있다.

또한 탈모를 예방하고 양기를 끌어올리는 효과가 있어 손상된 머릿결도 재생시킨다. 또한 현기증·코 막힘·고혈압·중풍·이명·실어증(말을 못함)·탈항·자궁탈수·쇼크·발작성 정신이상·불면증·꿈을 많이 꾸는 증상 그리고 설사나 이질이 오랫동안 낫지 않는 경우 등에 효과가 좋다.

3. 손 부위의 노궁·곡지: 정신적인 스트레스를 해소하기 위하여 활용

① 노궁(勞宮)

- 노궁혈은 가볍게 주먹을 쥐었을 때 중지와 무명지 끝이 닿는 곳에 위치한다.

노궁혈에 뜸을 뜨면 심열心熱을 제거하여 정신을 맑게 한다. 또한 심통·협심증·아장풍鵝掌風·소아 경풍·히스테리·발작성 정신이상 및 중풍으로 인한 정신혼미에 효과가 좋다.

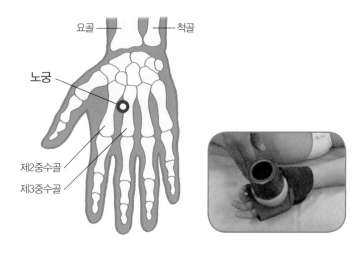

요골 ——— 척골

노궁

제2중수골
제3중수골

② 곡지(曲池)

- 곡지혈은 손바닥을 자신의 가슴에 대고 팔목을 구부렸을 때 팔꿈치 가로무늬 바깥쪽 끝에 위치한다.

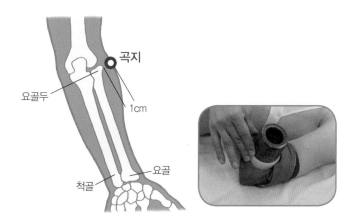

곡지

요골두

1cm

요골

척골

곡지에 뜸을 뜨면 풍열이 제거되면 모든 노인병에 좋다. 45세 이후에는 노화가 본격적으로 진행되는데 노안에는 곡지에 뜸을 뜨면 눈이 밝아진다. 복통·구토·설사·고열·빈혈·고혈압·탈모증·반신불수·정신착란·알레르기 질환·구안와사·상지 관절통·얼굴 버짐·여드름·피부 병·두드러기·인후 혹은 팔꿈치와 팔이 아픈 증상을 치료한다.

4. 발 부위의 용천·족삼리: 육체적인 과로를 개선하기 위하여 활용

① 용천(龍泉)

- 용천혈은 발바닥 중심선 앞에서 3분의 1부위 제2·3중족골 사이에 위치한다.

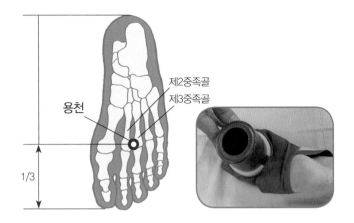

제2중족골
제3중족골
용천
1/3

용천혈에 뜸을 뜨면 정신을 맑게 하고 열사를 제거하며 치솟은 기를 하강시키고, 원기를 북돋고, 마음을 편안하게 한다.

현기증·불면증·중풍·고혈압·원기 부족·훈궐暈厥[13]·항통項痛·인후통·소아 경풍·하지마비·쇼크·히스테리·발작성 정신이상 및 정수리가 아프거나 발바닥 가운데 부위에 열이 나면서 아프거나 목이 잠기는 경우에 효과가 좋다.

용천혈에 쑥뜸을 뜨면 과로나 노화로 인한 고혈압 환자의 혈압이 잘 조절된다. 노화는 발부터 시작되므로 용천혈에 뜸하면 발이 따뜻해지면서 피의 순환이 좋아져 심장이 편안해지므로 초조하고 불안해하는 증상에도 효과가 있다.

② 족삼리(足三里)

- 족삼리혈은 경골脛骨의 외측에서 엄지손가락 가로폭만큼의 거리에 위치한다.

족삼리혈에 뜸을 뜨면 비위를 튼튼하게 하고 신기腎氣를 북돋우며 경락을 소통시키고 군살을 빠지게 한다.

---

13 궐증厥證의 하나로, 갑자기 현기증이 나면서 쓰러지고 정신이 혼미해지면서 팔다리가 차가워지는 것이 주 증상이다.

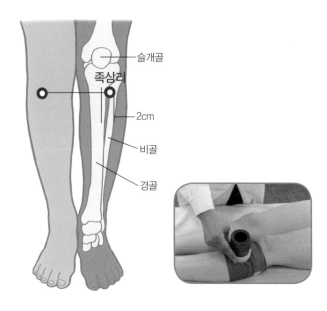

헛배부름·장명·몸이 야위거나 다리가 아픈 증상·황달·부종·
구토·설사·변비·빈혈·이질·천식·급성 및 만성 장염·급성 췌장
염 ·궤양성 질환·소화기계 질환·생식기계통 질환·알레르기성
질환·탈모·쇼크·고혈압·허약체질·신경쇠약·비만·안면부종·안
면근육경련·여드름 등에 효과가 좋다.

족삼리는 하체의 건실함과 깊은 관련이 있다. 45세 이상인
성인은 족삼리와 곡지에 뜸하면 눈이 밝아지고 혈압이 내려가
며, 중풍을 예방할 수 있다.

5. 기타 혈: 각 증상에 따라 보조 치료 시 활용

① 대추(大椎)

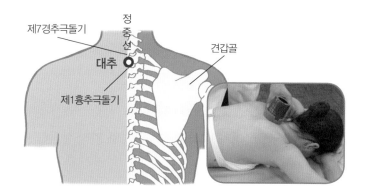

- 대추혈은 제7경추극돌기 아래에 위치한다. 손을 등 부위
 의 경추 아래쪽으로 쓰다듬어 내려갈 때 가장 높이 솟은
 척추가 바로 대추혈이다.

대추혈에 노폐물이 쌓이면 머리와 팔, 몸 아래쪽으로 내려
가는 기혈의 순환이 막혀 각종 증상이 발생한다. 심하면 중풍
이 올 수도 있으며 머리가 아프거나 팔이 저리거나 어깨가 아
파진다.

대추혈에 뜸하면 체표의 풍사와 열사를 제거하여 양기를 소

통시키고 통증을 멎게 한다. 발열·감기·기침·호흡곤란·기관지염·천식·폐결핵·폐기종·발작성 정신이상·견배통肩背痛·열병·혈액 관련 질환 및 두통으로 인해 목이 뻣뻣하거나 뼈마디가 후끈거리면서 열이 나는 증상에 효과가 좋다.

대추혈을 잘 활용하면 수승화강水升火降이 잘 이루어져 열이 내리고, 폐기가 고르게 순환되어 호흡기나 폐에 관한 질환에 효능이 있다. 척추에 무리가 갔거나 구부리거나 펴지 못하는 경우에도 효과가 뛰어나다.

② 견정(肩井)

- 견정혈은 어깨 한가운데 움푹 파인 우물과 같다는 뜻에서 붙여진 이름이다. 어깨 윗부분 대추혈과 견봉肩峰을 이은

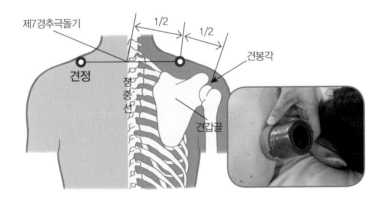

체온 1도의 기적

선의 가운데에 위치한다.

견정혈에 뜸을 뜨면 경락을 소통시키고 기를 다스리며 담을
제거하고 울결된 것을 풀어준다. 중풍·기능성 자궁출혈·견 관
절 주위염·경부 임파선결핵 및 뇌졸중으로 인한 반신불수 등에
효과적이다. 또한 목과 뒷머리가 뻣뻣하거나 아픈 증상, 어깨와
등이 아프거나 팔을 들어 올리지 못하는 경우 등 어깨 관련 질
병에 효과가 탁월하다. 특히 고질적인 오십견에 큰 효과가 있
다. 오랜 시간 책상 앞에 앉아 있는 수험생과 컴퓨터 업무로 어
깨가 피로하기 쉬운 현대인들에게 꼭 필요한 뜸자리다.

③ 풍문(風門)

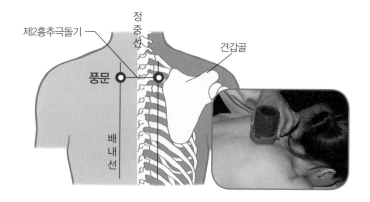

- 풍문혈은 바람이 몸 안으로 들어오는 문이라는 뜻으로 제 2 흉추극돌기 아래에서 양쪽으로 1.5촌 부위에 위치한다.

풍문혈에 뜸을 뜨면 풍열風熱을 제거하여 통증을 멎게 한다. 기침·오한·발열·두통·감기·천식·폐렴·기관지염·흉막염·두드러기 등에 효과적이다. 가슴과 등이 아프거나 목이 뻣뻣하거나 가슴 속이 뜨거운 증상에 효과가 좋으며, 특히 감기와 폐병을 예방하고 치료하는 데 효험이 있다.

④ 신주(身柱)

- 신주는 '몸의 기둥'이라는 뜻으로 제3흉추극돌기 아래에 위치한다.

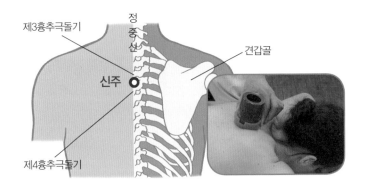

신주혈에 뜸을 뜨면 폐기肺氣를 소통시켜 기침을 멎게 하고, 풍열을 제거하며 정신을 안정시킨다. 기침·호흡곤란·천식·기관지염·폐결핵·폐렴·불면증·여드름·기미·심계항진·경풍 등에 효과적이다. 등이 뻣뻣하면서 아프거나 가슴과 등이 아픈 증상에도 효과가 좋다.

또한 모든 소아병에도 효험이 있다. 젖먹이 아이의 신주혈에 뜸하면 몸의 기둥이 튼튼해져 병치레를 하지 않으며 척추도 곧게 자라 성장에 도움이 된다.

⑤ 명문(命門)

- 명문혈은 '목숨의 문'이라는 뜻으로 배꼽의 정반대편에 위치한다.

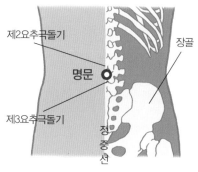
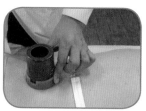

명문혈에 뜸을 뜨면 원기를 북돋아 허리와 무릎을 튼튼 하게 한다. 설사·이질·야뇨증·신경쇠약·소아마비 후유증·요통·신염·척주 염·좌골 신경통·발기불능·유정·대하·생리통·자궁내 막염·음부 습진14 등에 효과적이다. 등이 뻣뻣하거나 팔다리가 차거나 모발이 건조한 경우에도 효과가 좋다.

뜸의 효능은 다양하다. **찬 기운을 제거하고 차단하며, 기혈의 순환으로 통증을 없앤다.** 뭉쳐 있는 노폐물을 분해하여 몸 밖으로 배출시키며, 면역력을 향상시켜 노화를 방지하고 강장 작용을 한다. 또한 인체의 적혈구 수치가 증가되어 혈액량이 증강되며, 오장육부가 활성화되어 인체의 병리적·생리적 균형을 이루게 한다.

특히 뜸은 침과 달리 일반인도 누구나 할 수 있는 한의학 치료법이다. 다만, 피부가 약하거나 열이 많은 체질인 경우에는 뜸이 안 맞을 수 있다. 이때는 족욕 등의 방법을 사용해 체온을 올려줄 것을 권장하며, 전문가와 상의하여 뜸 치료를 받는 것을 권한다.

발열은 최고의 방어,
치료의 시작점

　　　　　　체온의 중요성을 2013년에 MBN 〈엄지의 제왕〉 방송에서 다루었습니다. 체온이 상승하면 많은 병들이 개선되는 실제 임상 사례가 방송으로 나가면서 많은 분들이 체온의 중요성을 알게 되었습니다. 체온이 상승하면 면역력이 증가되니 질병이 예방되고 난치병도 치유되는 길이 생깁니다.

　전 세계는 '코로나19'의 공포를 겪으면서 의료의 패러다임이 바뀌고 있습니다. 서양의학의 선진국이라는 미국과 유럽, 일본

이 코로나19를 더 심하게 겪고 있고, 뚜렷한 해결 방법을 찾지 못해 국민들은 패닉에 빠지면서 서양의학의 한계가 명백하게 드러나고 있습니다.

코로나19 이후로 서양의학에서는 바이러스를 죽이는 백신을 개발하려고 혈안이 되어 있습니다. 백신이 나온다고 해도 또 다른 변종 바이러스가 출현할 것이고, 다시 새로운 백신을 개발하면 더 강한 변종 바이러스가 생길 것입니다. 다람쥐 쳇바퀴 돌기의 악순환을 반복하는 소위 끝없는 의료비 경쟁을 할 것입니다. 이런 방법은 바이러스를 극복하는 데 근본적인 해결책이 아님에도 거대 의료 조직은 그렇게 움직일 것입니다.

이제부터라도 전 세계는 자연치유력과 면역력을 회복하는 한의학과 같은 자연의학을 중요시하면서 서양의학이 협조하는 통합의학으로 바뀌어야 합니다.

모든 질병을 예방하고 치유하는 방법을 외부에서 찾을 것이 아니라 내부에서 찾아야 합니다. 실제로 만병을 치유하는 치유법은 외부에 있지 않고, 내부에 있습니다. 내부의 면역력을 올려서 치유하는 근본적인 방법이 발열과 통증입니다.

발열은 인체가 모든 병과 싸우는 최고의 방어, 치료 기전입니다.

발열은 인체의 면역기능을 올려 모든 문제를 회복하는 방법입니다. 인간뿐만 아니라 물고기도 병이 나면 따뜻한 물로 헤엄쳐 가서 회복하고, 도마뱀과 뱀도 병이 나면 햇볕을 쬐면서 회복합니다. 모든 만물은 따뜻하면 회복되고 추우면 병이 생기게 됩니다.

발열 이상으로 중요한 인체의 면역 반응이 통증입니다. 통증은 누구나 불쾌해 하고, 싫어하고, 피하고 싶어 하지만, 질병을 회복하고, 치유하는 반응입니다. 통증은 인체에 이상 반응을 알리면서 생명을 구하려는 신호로, 통증은 인체를 치료, 보수하는 신호이고, 인체의 모든 문제를 해결하려는 중요한 반응입니다.

감기로 염증이 생기거나, 다리가 삐거나, 음식으로 체하면 인체는 통증이라는 치유 과정을 거치면서 회복합니다. 심지어 뼈가 부러지거나 근육통이 생겨도 통증을 통해서 회복합니다.

크든 작은 모든 문제는 아플 만큼 아파야 낫습니다.

아주 드물지만 유전자 돌연변이로 통증을 느끼지 못하게 태어난 사람들이 있습니다. 그런 사람들은 대부분 매우 젊은 20세 전후의 나이에 사망합니다. 통증을 못 느끼니 인체에 문제가 생기면 통증을 이용해서 치유할 수 없기 때문입니다.

발열과 통증 반응은 바이러스나 세균으로 인한 질병의 치료는 물론, 현대인들에게 많이 발생하는 당뇨, 고혈압, 고지혈, 암, 치매, 우울증 등을 예방하고, 치유하는 방법입니다.

우리 선조들이 바이러스로 인한 감기로 기관지에 염증이 생겨 기침과 가래가 생기거나, 열이 발생하고, 온몸이 아프면 뜨거운 콩나물, 김칫국에 고춧가루를 풀어서 마시고, 황토방에서 땀을 내어 발열하고, 인체에 통증을 더 강하게 주어 회복하는 자연 치유를 하였습니다.

이런 발열과 통증을 가중시키는 치유법을 단순하고 무식한 치료법으로 폄하할 것이 아니라 사실은 인체를 깊이 이해하고, 근본적으로 치유하려는 지혜가 가득한 최고의 치유법으로 새롭게 바라봐야 합니다. 자연을 이해하고 인체에 적용하는 지혜가 가득한 자연치유법을 너무 빨리, 너무도 많이 잊어버렸습니다. 이 책을 마무리 하면서, 어떤 질병이든 치료법이 잘못되거나 치료법을 못 찾아서 치유가 안 되어 질병을 키우는 것이지 근본 치유가 불가능한 질병은 없습니다. 가장 우수한 치유법은, 체온을 상승시키면 혈액 순환이 개선되고, 면역력이 증가되니, 자신이 자기의 질병을 치유한다는 사실을 꼭 기억하시길 바랍니다.

체온 1도의 기적

초판 1쇄 발행 2020년 12월 23일

지은이 선재광
발행인 곽철식

펴낸곳 다온북스
인쇄 영신사
출판등록 2011년 8월 18일 제311-2011-44호
주소 서울 마포구 토정로 222, 한국출판콘텐츠센터 313호
전화 02-332-4972 팩스 02-332-4872
전자우편 daonb@naver.com

ISBN 979-11-90149-49-5 13510

이 도서의 국립중앙도서관 출판예정도서목록(CIP)은 서지정보유통지원시스템
홈페이지(http://seoji.nl.go.kr)와 국가자료공동목록시스템(http://www.nl.go.kr/kolisnet)에서
이용하실 수 있습니다.(CIP제어번호: CIP2020052118)

- 다온북스는 독자 여러분의 아이디어와 원고 투고를 기다리고 있습니다.
  책으로 만들고자 하는 기획이나 원고가 있다면, 언제든 다온북스의 문을 두드려 주세요.